Claudia Köst

Schlank werden mit der Reisdiät

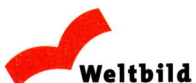 Weltbild

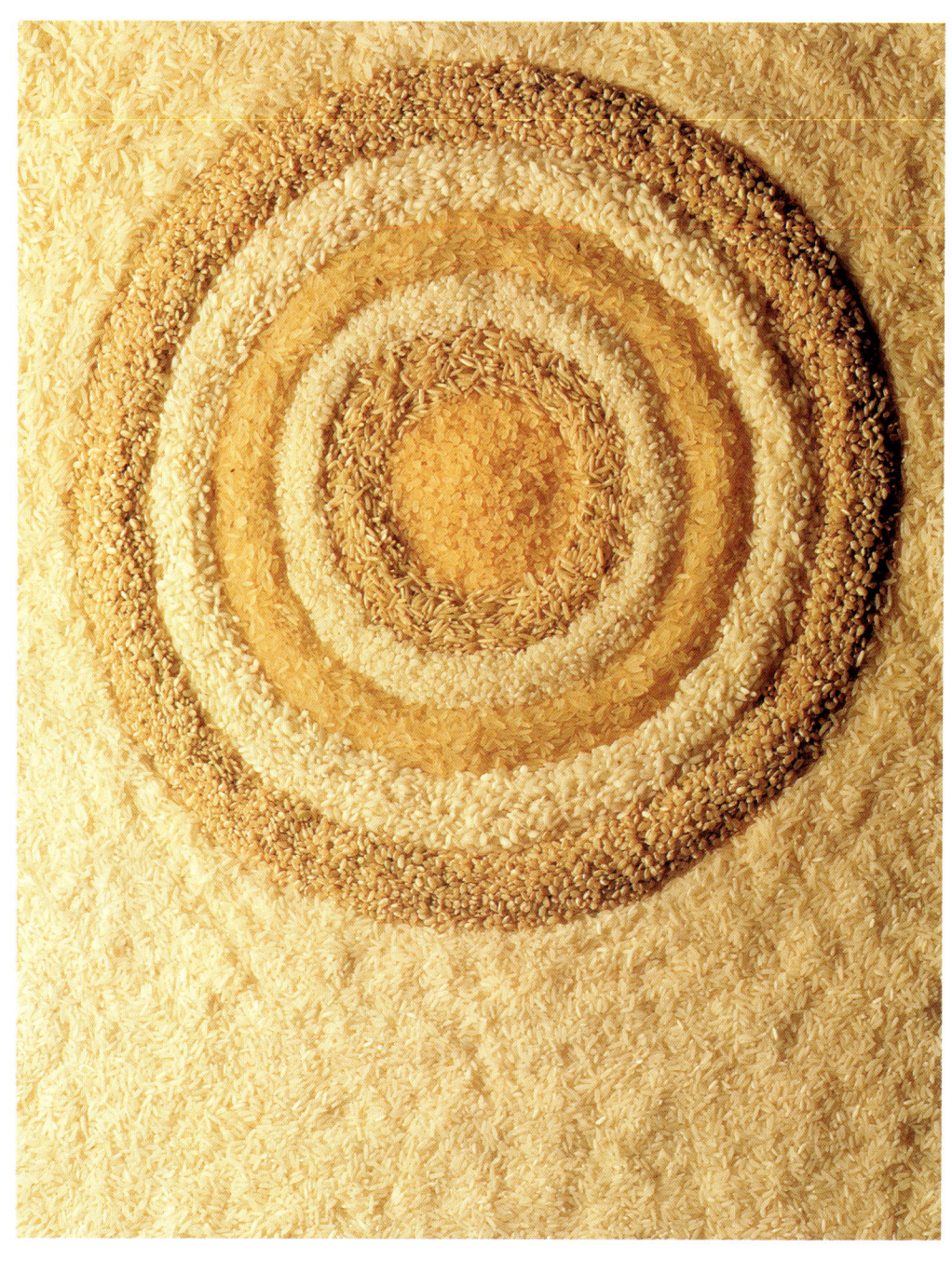

Claudia Köst

Schlank werden mit der Reisdiät

Der 7-Tage-Diätplan mit vielen
köstlichen Rezepten

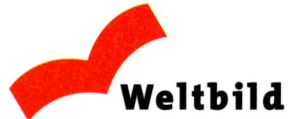

Inhalt

Abnehmen, ohne zu hungern. Kalorienarme Menütipps der Reisdiät machen es möglich.

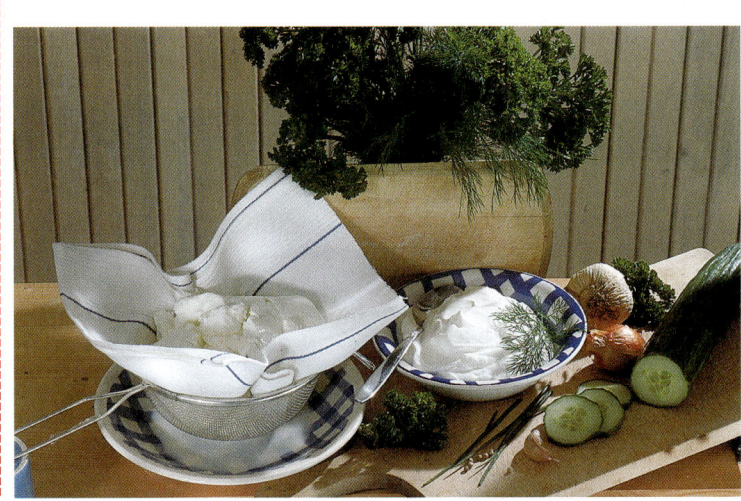

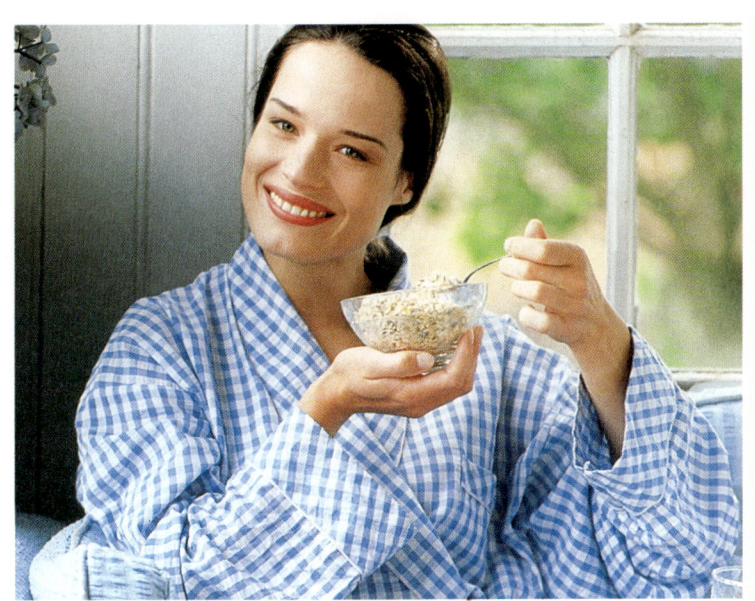

Nur mit einer dauerhaften Ernährungsum- stellung bleiben Sie langfristig schlank!

Einführung

*Pflanzliche
Nahrungsmittel
versorgen uns mit
lebenswichtigen
Nährstoffen – und sie
machen schlank!*

Vergessen Sie sämtliche Vorurteile, die Sie jemals über Reis, Brot, Nudeln, Kartoffeln und Bohnen gehört haben – sie machen nicht dick! Ganz im Gegenteil, sie machen fit, halten schlank und gesund. Getreide, Kartoffeln, Hülsenfrüchte, aber auch Gemüse und Obst versorgen den Organismus mit komplexen Kohlenhydraten, den wichtigsten Energielieferanten für Muskeln, Nerven und Gehirn. Außerdem enthalten diese pflanzlichen Nahrungsmittel reichlich lebenswichtige Vitamine und Mineralstoffe.

Fit und munter mit Energienahrung

Jeweils eines dieser Energie liefernden Schlankheitsmittel soll die Grundlage jeder Mahlzeit bilden. So wird Ihr Körper ohne übermäßige Kalorienzufuhr mit allen wichtigen Nährstoffen ausreichend versorgt, wenn Sie beispielsweise morgens Vollkorntoast mit Kräuterquark, mittags Reis mit Gemüse, abends Nudeln mit einer pikanten Sauce und Salat auf Ihren Speiseplan setzen.

Als vollwertige Zwischenmahlzeit empfiehlt sich frisches Obst und Gemüse. Diese Energienahrung sorgt dafür, dass Sie sich während der Reisdiät nicht schlapp und unkonzentriert fühlen.

Mit dem Dreistufenplan der Reisdiät verschwindet Ihr überflüssiges Gewicht dauerhaft. Denn die Reisdiät kombiniert ein wirkungsvolles Programm zum Abnehmen mit einer Anleitung zur langfristigen Änderung des Essverhaltens. Nur in dieser Verbindung erreichen Sie Ihr Wunschgewicht und können es auch halten. Die Reisdiät funktioniert ganz nach dem Motto: Abnehmen ist der erste Schritt, bewusst essen führt ans Ziel.

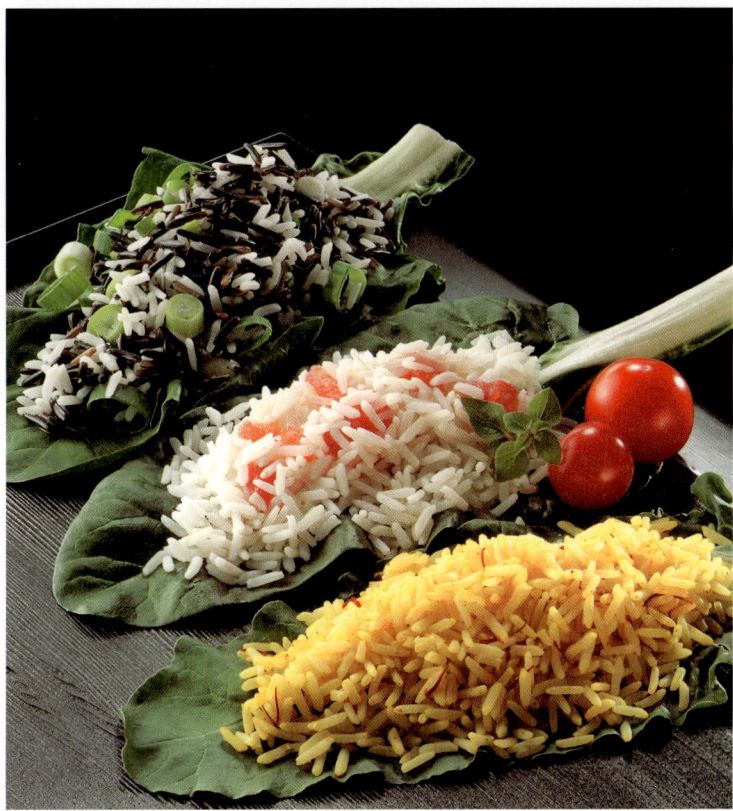

Das Dreistufenprogramm der Reisdiät

✳ **Stufe 1** beinhaltet eine strikte Diät, die vier bis sieben Tage dauert und die Pfunde rasch zum Purzeln bringt. Auf dem Speiseplan der Stufe 1 stehen Reis- und Getreidegerichte, frisches Obst und Gemüse.

✳ **Stufe 2** enthält ein Tagesprogramm für 1100 Kilokalorien mit köstlichen abwechslungsreichen Gerichten. Das Abnehmen geht langsamer, aber stetig, und das neue Gewicht wird stabilisiert. Diese Phase kann eine Woche, aber auch zwei oder mehr Wochen dauern.

✳ **Stufe 3** gibt Tipps für eine ausgewogene, vollwertige Ernährung, die gut schmeckt und für dauerhafte Schlankheit sorgt.

Eins, zwei, drei – so purzeln die Pfunde

Reis enthält, wie alle Getreidesorten, sämtliche Nährstoffe in einem ausgewogenen Verhältnis: überwiegend komplexe Kohlenhydrate, mäßig Eiweiß und sehr wenig Fett. Diese Zusammensetzung entspricht in idealer Weise den Anforderungen des Organismus an eine gesunde, nicht dick machende Ernährung. Dazu enthält Reis viele wichtige Vitamine der B-Gruppe, reichlich Kalium und Magnesium. Kalium wirkt entwässernd und Magnesium sorgt für die Aufrechterhaltung der Leistungsfähigkeit. Außerdem hat Reis entwässernde Wirkung, die er besonders gut entfalten kann, wenn Sie die Reisgerichte nur sehr wenig oder gar nicht salzen.

Die Reisdiät bringt Sie in Schwung

Mit der Reisdiät entdecken Sie ein ganz neues Körpergefühl. Auch mit der Darmträgheit ist Schluss, denn Getreide, Kartoffeln, Hülsenfrüchte, Gemüse und Obst liefern Ballaststoffe. Diese binden viel Flüssigkeit und dadurch dehnt sich der ballaststoffreiche Speisebrei bereits im Magen aus. Man fühlt sich dadurch früher satt und isst weniger. In der Folge wird die gesamte Verdauung beschleunigt, die Darmmuskulatur gekräftigt und widerstandsfähiger. Für die Verdauungsorgane ist dieses Ernährungs-Fitness-Programm von Vorteil, denn mit einer derartigen Ernährung fühlen Sie sich nach dem Essen nicht voll und müde, sondern energiegeladen und frisch.

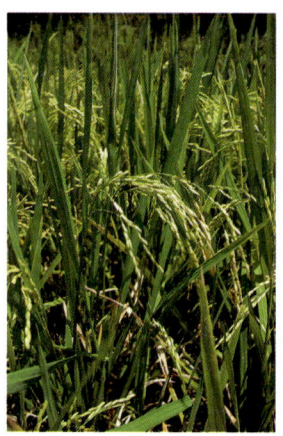

Der ungeschält angebotene Naturreis liefert Ihrer Verdauung wertvolle Ballaststoffe.

Nicht nur das Abnehmen ist wichtig – auch das Essverhalten muss sich ändern, damit das Wunschgericht erhalten bleibt.

Fett macht fett

Wenn es nicht der Reis, das Brot, die Nudeln oder die Kartoffeln sind, die dick machen, was ist es dann? Ganz einfach, es sind die fettreichen Lebensmittel, die zusammen mit der kohlenhydratreichen Nahrung gegessen werden. Zu viel Schinken und Butter auf einer dünnen Brotscheibe, zu viel Sahne in der Nudelsauce, zu viel Käse auf dem Kartoffelgratin: Damit macht die Reisdiät Schluss!

Zucker macht hungrig

Neben dem Fett ist der Zucker der größte Feind der schlanken Linie. Zucker gehört zwar auch zur Gruppe der Kohlenhydrate, wird jedoch zu den isolierten Kohlenhydraten gezählt.

Getreide, Kartoffeln, Obst und Gemüse enthalten komplexe Kohlenhydrate, die den Organismus mit natürlicher Stärke, natürlichem Zucker sowie Ballaststoffen und dazu mit vielen lebenswichtigen Vitaminen und Mineralstoffen versorgen. Zucker hingegen besteht zu 100 Prozent aus isolierten, industriell hergestellten Zuckerstoffen, das sind leere Kalorien. Sie sind überflüssig, sonst nichts.

Diese überflüssigen Kalorien haben aber einen heimtückischen Effekt auf die schlanke Linie. Zucker wird vom Körper sehr schnell verdaut, und das führt zu starken Schwankungen des Blutzuckerspiegels mit der Folge, dass sich nach kürzester Zeit ein Riesenhunger einstellt!

Ein doppelter Angriff auf die Figur, wenn Zucker in Verbindung mit Fett gegessen wird, wie es bei den meisten Süßspeisen und Süßigkeiten der Fall ist. Sei es Mousse au chocolat, seien es Cremetorten, Sahnedesserts, Schokolade oder Pralinen, sie alle sind hungerfördernde Leckerbissen.

Und so nimmt man zu: Zuerst wird sehr süß und sehr fett genascht, nach kurzer Zeit hat man Appetit auf mehr, und das Spiel geht von neuem los.

Zuckerhaltige und fettreiche Nahrung löst einen wahren Teufelskreislauf aus. Schon kurze Zeit nach dem Essen ist der Appetit wieder da, und das Spiel geht von vorne los.

In drei Stufen wird der richtige Umgang mit Fett erlernt.

STOPP FÜR FETTE LEBENSMITTEL

✳ **Stufe 1**
Die Fette (Koch- und Streichfett sowie verstecktes Fett) sind ganz gestrichen.

✳ **Stufe 2**
Öl und Butter werden nur in sehr kleinen Mengen verwendet und genau abgemessen. Fettarmes Fleisch, Fisch und Käse werden ebenfalls genau abgewogen. Magermilchprodukte wie fettarmer Jogurt, Mager-

quark, Buttermilch und Magermilch können auch in größeren Portionen verspeist werden. Süße Sahne und Crème fraîche sind tabu – sie kommen überhaupt nicht ans Essen.

✳ **Stufe 3**
Fettarme Produkte haben weiterhin den Vorzug. Fettreiche Lebensmittel werden bewusst oder gar nicht gegessen.

Abnehmen allein genügt nicht

Das Geschmacksempfinden passt sich der täglichen Kost an. Wer ständig überwürzte Nahrung zu sich nimmt, wird sich bald nur noch nach einem überwürzten Essen richtig zufrieden fühlen.

Auch die Geschmacksnerven können das Schlankwerden und vor allem das Schlankbleiben verhindern! Denn je öfter wir etwas essen, um so besser schmeckt es uns, und wir wollen immer mehr davon haben.

Genauso funktioniert das Geschmacksempfinden bei dick machenden Speisen. Wenn Sie täglich überzuckerte Süßigkeiten wie Cremetorten, Mousse au chocolat oder Pralinen naschen, können Sie Ihren Hunger auf Süßes nur mit Leckereien befriedigen, die süß und zugleich fett sind. Wenn in der Kantine die Nudeln meist mit einer überwürzten Sahnesauce serviert werden, in den Linseneintopf zu Hause immer ein ordentliches Stück Speck kommt, die Käsescheibe ständig dicker ist als das Brot, in das Gemüse unbedingt viel Crème fraîche gehört, dann gewöhnen sich Ihre Geschmacksnerven an diese Kost und Sie sind nur mit einem sehr fetten Essen zufrieden. Solange Sie diese Essgewohnheiten nicht ändern, ist jede Diät umsonst. Nach Beendigung der Diät werden Sie immer wieder in dieses alte Essverhalten zurückfallen, und der Zeiger auf der Waage schlägt schnell wieder nach oben aus.

Doch es gibt für dieses Problem eine wirkungsvolle Lösung: Die Reisdiät zeigt Ihnen einen Weg aus dem Teufelskreis von mühsamem Abnehmen und schnellem, erneutem Zunehmen.

Leicht, frisch und natürlich soll unsere Nahrung sein.

DIE REISDIÄT BRINGT SIE AUF DEN »SCHLANKEN« GESCHMACK

Mit der Reisdiät verschwinden nicht nur sehr rasch und dauerhaft die Pfunde, sondern es verändert sich auch der Geschmack. Eine grundlegende Voraussetzung für das Schlankwerden und vor allem das Schlankbleiben ist die Umgewöhnung des Geschmacksempfindens – von zu fett, zu süß, zu salzig hin zu leicht, frisch und natürlich süß.

✳ **Stufe 1 der Reisdiät**
Sie schafft die Voraussetzung für die Umgewöhnung des Geschmacksempfindens. Ihre Geschmacksnerven können sich bei einem Essen mit reinem, unverfälschtem Eigengeschmack von fetten, überwürzten Speisen erholen.

✳ **Stufe 2 der Reisdiät**
Nach der strikten Diätphase der ersten Woche sind die Geschmacksnerven bereit für neue, schlankheitsfördernde Esserlebnisse: frisch, leicht, naturbelassen, vitaminreich. Sie lernen eine Abnehmkost kennen, die schmeckt. Ihr Verlangen nach fettreichen oder süßen Lebensmitteln wird sehr schnell nachlassen.

✳ **Stufe 3 der Reisdiät**
Sie lernen schlank machende Genüsse kennen, bei denen das feine Aroma von frischen Kräutern und duftenden Gewürzen den Ton angibt.

Die natürlichen Aromen von Kräutern und Gewürzen sollen den Ton angeben.

»Schlank« essen kann man lernen

Die Umgewöhnung des Geschmacksempfindens erfordert etwas Zeit.

Wie Walzer tanzen oder Rad fahren lässt sich auch das »schlanke« Essen lernen. Fürs Tanzen und fürs Rad fahren gelten Regeln, und wer sich daran hält, kommt weder aus dem Takt noch aus dem Gleichgewicht. Selbstverständlich erfordert jeder Lernprozess etwas Mühe, und man braucht Zeit dazu. Das gilt auch für das Lernen neuer Essgewohnheiten. Dabei will Ihnen dieses Buch eine Hilfe sein.

So werden Sie am Anfang bei jedem Gericht überlegen, wie Sie mit möglichst wenig Fett kochen können. Als Beilage wählen Sie bewusst Reis und keine Pommes frites, oder Sie kaufen für unterwegs einen Apfel und keinen Schokoriegel. Wenn Sie jedoch die Regeln der Stufe 1 befolgt, einige Zeit die Rezepte aus Stufe 2 gekocht haben und schließlich Ihren Speiseplan nach den Grundsätzen von Stufe 3 organisieren, können Sie Ihren neuen, schlank machenden Essalltag ganz selbstverständlich gestalten.

Kalorienreduzierte Ernährung ist leicht, wenn Sie bewusst kochen.

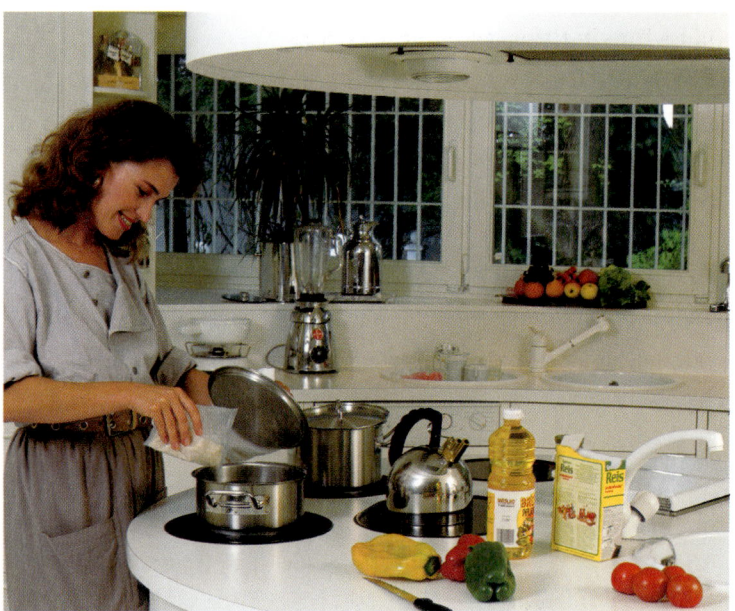

Sport heizt die Fettverbrennung an

Durch ein regelmäßiges Ausdauertraining werden Stoffwechselvorgänge aktiviert, die das Abnehmen unterstützen und eine neue Gewichtszunahme verhindern. Beginnen Sie darum gleichzeitig mit der Reisdiät auch ein Sport- oder Fitnessprogramm. Empfehlenswert sind alle Sportarten, die Ausdauer verlangen wie Walking, Jogging, Schwimmen oder Rad fahren.

Damit der Fettverbrennungsmechanismus in Gang kommt, dürfen Sie sich nicht überanstrengen. Richtig ist, länger und langsam zu trainieren. Nicht gut sind kurze, intensive Kraftakte, bei denen Ihnen die Luft knapp wird. Auch wenn Sie noch so viel schwitzen, ein Stressprogramm bringt keinen Schlankheitseffekt. Dagegen heizt ein Ausdauertraining von 30 Minuten dreimal in der Woche, bei dem Sie sich nicht überanstrengen, die Fettverbrennung an und strafft die Muskeln.

Wenn Sie bis jetzt nicht sportlich aktiv waren, sollten Sie behutsam mit dem Training beginnen und Ihre Leistung Schritt für Schritt steigern. Sprechen Sie auch mit dem Arzt über Ihre Pläne für ein fittes, schlankes Leben.

Ausdauersport fördert aber nicht nur die Schlankheit und Gesundheit. Ein Trainingsprogramm wirkt befreiend, hebt die Stimmung und gibt neuen Schwung. Und mit guter Laune und neuem Elan lässt sich auch die Diät besser durchführen.

Ein Ausdauerprogramm unterstützt Sie beim Abnehmen. Walking, Jogging, Schwimmen oder Rad fahren sind geeignete Sportarten.

Ein Gewicht zum Wohlfühlen

Bevor Sie mit der Diät beginnen, sollten Sie für sich festlegen, wie viel Sie abnehmen wollen. Bedenken Sie dabei aber, dass es ein allgemein gültiges Idealgewicht nicht gibt. Ihr Gewicht ist, genau wie Ihre Nase oder die Form Ihrer Ohren, etwas ganz Individuelles. Es ist abhängig von Ihren Erbanlagen, Ihrem Körperbau, Ihrem Stoffwechsel, davon, ob Sie von Natur aus einen größeren oder kleineren Busen haben, rundere oder schmalere Hüften.

Es gibt kein allgemein gültiges Idealgewicht. Jeder muss für sich sein Gewicht entdecken, bei dem er sich wohl fühlt.

15

Beweglich, fit, munter, energiegeladen und gesund – das sind Ihre Ziele, die Sie anstreben sollen.

Vergleichen Sie sich darum nicht mit superdünnen Fotomodellen, die ihr Federgewicht nur um den Preis massiver gesundheitsschädigender Essstörungen halten können. Sie müssen für sich selbst herausfinden, bei welchem Gewicht Sie sich am wohlsten fühlen.

Und Wohlfühlen bedeutet: beweglich, fit, munter, energiegeladen und gesund sein. Wohlfühlen bedeutet auch, dass Sie sich nach Beendigung der Diät nicht immer beim Essen kontrollieren und einschränken müssen. Aber das müssen Sie nur dann, wenn Sie mehr abnehmen wollen, als das von der Anlage Ihres Körpers her vorgesehen ist.

Wie stelle ich mein Normalgewicht fest?

Mit einer einfachen Formel können Sie Ihr Gewicht beurteilen.

Wenn Sie feststellen wollen, ob Ihr Gewicht im Normalbereich liegt, können Sie mit einer einfachen Formel Ihren Body Mass Index (BMI) berechnen.

Nun kann es sein, dass Ihr BMI an der oberen Grenze des Normalbereichs liegt, Sie sich aber trotzdem mit Ihrem Gewicht nicht rundum wohlfühlen. Dann können Sie ruhig etwas abnehmen. Sie müssen aber unbedingt darauf achten, dass Sie nicht in den Bereich des Untergewichts rutschen.

EINE EINFACHE FORMEL

So errechnen Sie Ihr Normalgewicht:

$$BMI = \frac{Körpergewicht\ (kg)}{Körperlänge\ (m)^2}$$

Auswertung der Werte:
zwischen 18 und 25: Normalgewicht
unter 18: Untergewicht

zwischen 25 und 30: leichtes Übergewicht
über 30: Übergewicht

Ein Beispiel: Sie sind 170 cm groß und wiegen 67 kg

$$BMI = \frac{67\ kg}{1{,}70 \times 1{,}70} = 23$$

Mit dem Abnehmen nicht übertreiben!

Schlankwerden und Wohl-fühlen sind die Ziele, die Sie immer im Auge behalten sollten. Wenn Sie übertreiben und verbissen nach einem unrealistischen Idealgewicht streben, werden Sie Ihr Ziel höchstwahrscheinlich nie erreichen und frustriert die Diät abbrechen. Oder Sie werden abmagern, krank aussehen und bald nur noch aus Haut und

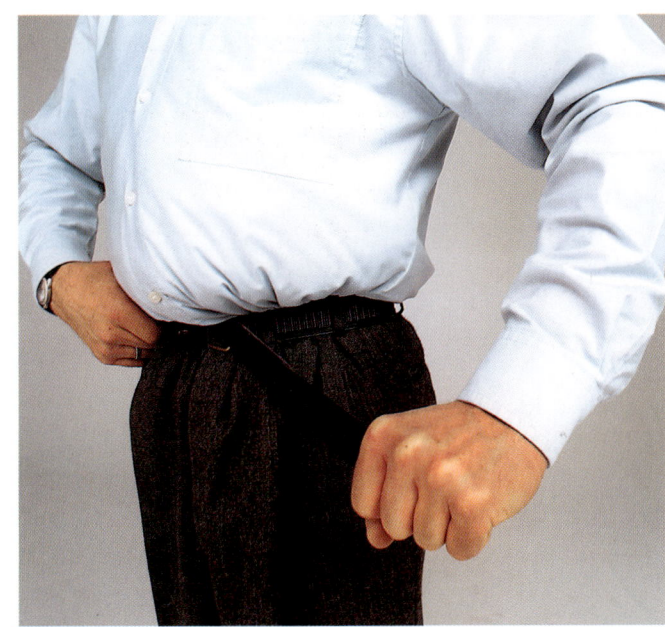

Knochen bestehen – keine sehr attraktive Vorstellung.

Außerdem hat Untergewicht langfristig schwer wiegende Folgen für die Gesundheit, die sich zunächst durch eine allgemeine Leistungsschwäche und ständige Müdigkeit bemerkbar machen, bevor organische Schädigungen eintreten. Auch die Schönheit leidet, wenn die Vitamine und Mineralstoffe zu kurz kommen, man bekommt trockene Haut und brüchige Haare, die Folgen einer Mangelernährung.

Versuchen Sie nicht, einen Hungerrekord aufzustellen.

WÄHREND SCHWANGERSCHAFT UND STILLZEIT KEINE DIÄT

Wenn Sie schwanger sind oder Ihr Kind stillen, dürfen Sie auf keinen Fall eine Diät machen. Durch die eingeschränkte Nährstoffzufuhr würden Sie Ihr Kind, aber auch sich selbst gefährden. Sie können erst mit einer Diät beginnen, wenn Sie Ihr Kind abgestillt haben.

Schneller Erfolg mit Ballaststoffen

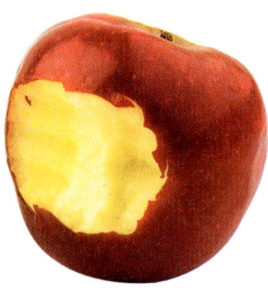

Ihr Weg zum Wunschgewicht beginnt mit einem Erfolgserlebnis, denn mit Stufe 1 der Reisdiät verlieren Sie in sieben Tagen rasch einige Kilogramm. Auf Ihrem Diätplan für diese erste Woche stehen schnell und einfach zuzubereitende Gerichte aus Reis und anderen Getreidesorten. Dazu gibt es viel frisches Obst und Gemüse, wodurch Ihr Körper genügend Vitamine bekommt und Sie frisch und fit bleiben. Das Diätprogramm der Stufe 1 enthält reichlich Ballaststoffe, die dafür sorgen, dass Ihre Verdauung auch bei einer geringen Nahrungszufuhr funktioniert.

Erholung für die Geschmacksnerven

In dieser ersten Woche wird der Grundstein für die Umgewöhnung Ihres Geschmacksempfindens gelegt. Das Motto heißt: keine überwürzten, zu salzigen, zu süßen und zu fetten Speisen, sondern leichte, frische Genüsse! Kräuter und Gewürze bleiben darum im Küchenregal, Salz und Gemüsebrühe werden äußerst sparsam verwendet. Durch diese Auswahlmethode lernen Sie wieder den reinen, unverfälschten Geschmack von naturbelassenen Lebensmitteln kennen und schätzen. Sie machen die Erfahrung, dass Getreide, gut gekaut, angenehm rund und leicht süßlich schmeckt. Und Sie werden erstaunt sein, wie viele Aromarichtungen Sie bei frischem Obst und Gemüse wieder schmecken können. Sie reichen von herzhaft und leicht herb bis hin zu fein säuerlich und saftig süß.

Welchen Reis soll man verwenden?

Bei der Reisdiät gibt es nur Voll- oder Naturreis mit dem Silberhäutchen, weil nur Naturreis sämtliche Mineralstoffe enthält, mit deren Hilfe der Reis seine entwässernde Wirkung entfalten kann. Eine weitere Voraussetzung, damit der Entschlackungsprozess funktioniert, ist, dass Reisgerichte gar nicht oder nur sehr sparsam gesalzen werden.

Voll- oder Naturreis ist in verschiedenen Sorten erhältlich: als Langkorn oder Rundkorn oder als sehr aromatischer Basmati.

Geschälter Reis ist bei der Reisdiät tabu, denn mit der Schale sind auch die meisten Vitamine und Mineralstoffe entfernt worden.

KEINEN WEISSEN REIS VERWENDEN

Der weiße Reis enthält nur in gerningfügigen Mengen Vitamine und Mineralstoffe, da diese mit der Schale entfernt worden sind, und ist darum nicht geeignet für eine Diät, bei der Sie trotz stark eingeschränkter Kalorienzufuhr möglichst viele Vitalstoffe zu sich nehmen sollen. Hinzu kommt, dass weißer Reis sehr ballaststoffarm ist und daher leicht zu Darmträgheit und Verstopfung führen kann.

Welche Getränke sind erlaubt?

In dieser ersten Phase der Diät stehen Mineralwasser, Kräutertee und grüner Tee auf der Getränkekarte. Nehmen Sie pro Tag zwei bis drei Liter Flüssigkeit zu sich.

Selbstverständlich werden die Tees ungesüßt, also ohne Zucker und Honig, getrunken. Verzichten Sie aber auch auf Süßstoff. Vergessen Sie nicht, diese erste Woche der Diät dient neben einem raschen Gewichtsverlust auch der Erholung Ihrer Geschmacksnerven. Süßstoff mit seinem intensiven Aroma wirkt in dieser Ruhepause störend und verhindert das neue »Schmeckenlernen«. An den aromatischen Geschmack ungesüßter Kräutertees werden Sie sich bald gewöhnt haben.

Ungesüßte Getränke wie Mineralwasser, Kräutertee oder grüner Tee sind immer erlaubt.

Viel Obst oder Gemüse essen

Fünfmal täglich Obst oder Gemüse essen!

Mindestens fünfmal am Tag sollten Sie Obst oder Gemüse essen. Wenn Sie sich daran halten, ist Ihr Körper gut mit Vitaminen versorgt, Sie fühlen sich weniger müde und leisten außerdem damit einen wesentlichen Beitrag zu einem guten Aussehen. Vitamine sorgen für eine gesunde Haut, sie beugen der Hautalterung vor, festigen Haare, Nägel und Zähne.

Zeit gewinnen beim Einkaufen und Kochen

Die Gerichte sind schnell und einfach, so dass Ihnen viel Freizeit bleibt, die Sie für sich nutzen können.

In der ersten Woche brauchen Sie nur wenige Lebensmittel; Reis und Hafer kaufen Sie auf Vorrat. Damit Obst, Gemüse und Vollkorntoast frisch sind, reicht es, wenn Sie diese Nahrungsmittel in den sieben Tagen der Diät zweimal frisch einkaufen.

Die Rezepte sind schnell und einfach zubereitet. Für die ganze Woche gibt es nur vier Grundrezepte, die Sie auch in größeren Portionen zubereiten und wieder aufwärmen können. Sie werden feststellen, dass es eine angenehme Abwechslung und Erleichterung ist, wenn man sich nicht jeden Tag mit der Frage beschäftigen muss: »Was koche ich heute?«

Durch den festen Diätplan mit seinen wenigen Rezepten gewinnen Sie viel Zeit, die Sie für sich und für Ihr Wohlbefinden nutzen können.

Genießen Sie die gewonnene Zeit!

Gönnen Sie sich am Abend, statt wie sonst zu kochen, abzuwaschen und die Küche aufzuräumen, ein entspannendes Schaumbad, probieren Sie ein neues Make-up aus oder hören Sie sich in Ruhe eine CD an. Lassen Sie am Samstag den stressigen Wochenendeinkauf ausfallen und machen Sie lieber einen Spaziergang im Grünen. Und am Sonntag wird kein aufwendiges Frühstück hergerichtet, sondern Sie machen es sich gemütlich und schmökern in einem spannenden Roman.

Ihr persönliches Fitnessprogramm!

Körperliches Training strafft die Muskeln und verhilft Ihnen zu einer guten Figur. Darum sollten Sie gerade in einer Phase des Abnehmens für ausreichende körperliche Bewegung sorgen. Wählen Sie eine Sport- oder Gymnastikart, die Ihnen zusagt und die sich ohne großen Aufwand in Ihr tägliches Leben integrieren lässt. Vielleicht haben Sie einen Park in der Nähe, in dem Sie joggen können, oder ein Fitnessstudio gleich um die Ecke bietet ein attraktives Aerobicprogramm an. Vielleicht entdecken Sie auch Ihre Vorliebe fürs Schwimmen. Die Hauptsache ist, dass Sie regelmäßig und ausdauernd trainieren. Um in Schwung zu kommen, reichen bereits jeweils 30 Minuten an drei Tagen in der Woche.

30 Minuten Sport dreimal pro Woche unterstützen wirkungsvoll Ihre Diät.

Denken Sie nicht ans Essen!

Beschäftigen Sie sich möglichst wenig mit dem Essen. Beschränken Sie Ihre Besuche im Supermarkt auf das Allernotwendigste. Verabreden Sie sich nicht in einem Restaurant oder einer Konditorei, sondern in einem Lokal, in dem hauptsächlich Getränke serviert werden. Dort brauchen Sie keine langen Erklärungen abzugeben, warum Sie nur Mineralwasser oder Kräutertee bestellen.

Lenken Sie sich vom Essen ab, z.B. mit Bewegung!

Wenn Sie eingeladen werden, gehen Sie dort erst nach dem Essen hin. Gute Freunde werden sicher Verständnis für Ihre Diät haben.

Lesen Sie in dieser Zeit keine Kochbücher, und sorgen Sie dafür, dass keine Süßigkeiten oder Knabbereien im Haus sind.

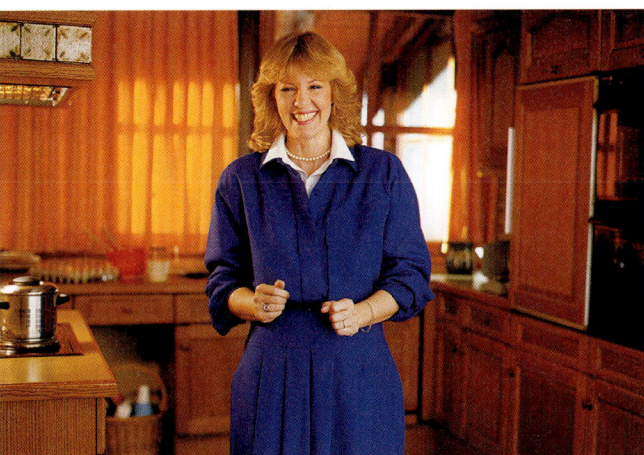

Selbstdisziplin führt zum Erfolg

30 Minuten Sport dreimal pro Woche unterstützen wirkungsvoll Ihre Diät. Selbstdisziplin ist gefragt!

Schlankwerden und Essgewohnheiten, die dick machen, zu verändern: das erfordert große Selbstdisziplin. Besonders die ersten zwei bis drei Tage, bis sich Ihr Organismus auf die kleinere Nahrungsmenge eingestellt hat, können sehr anstrengend und belastend sein. Und Sie finden sicher tausend Gründe, warum Sie unbedingt mehr essen müssen, sei es aus Hunger, wegen Stress oder weil in der Firma eine Feier stattfindet.

Aber es gibt etwas, das Ihnen in dieser Situation helfen kann – Ihre Selbstdisziplin! Machen Sie sich immer wieder klar, dass es nur einen einzigen Weg gibt, schlank zu werden, und der heißt, weniger und gesünder zu essen. Und wenn Sie wirklich wieder in die alten Jeans passen wollen, dann müssen Sie Ihre Ernährung umstellen. Das Beste ist, wenn Sie gleich damit beginnen!

Tricks zum Durchhalten

Ein Glas Wasser und eine Karotte sind ein wirkungsvolles Mittel gegen Heißhungerattacken.

Vielleicht überkommt Sie während der Zeit, in der Sie abnehmen, das Gefühl: »Diese Diät halte ich nie durch. Ich muss unbedingt sofort etwas essen!« Sie sollten dann eine oder zwei Karotten essen, bevor Sie Ihre Selbstdisziplin verlieren und die Diät resigniert abbrechen. Kauen Sie dabei ausgiebig, essen Sie die Karotte langsam und mit Genuss und trinken Sie dazu ein großes Glas Wasser oder einen warmen Kräutertee. Sie sind danach satt und fühlen sich besser. Eine mittelgroße Karotte hat 30 Kilokalorien, damit können Sie Ihren Diäterfolg nicht gefährden. Auch rohe Paprika, Kohlrabi und Gurke sind als Notration in einer solchen Situation geeignet.

Und noch ein Tipp: Lassen Sie keine Lebensmittel offen herumliegen, damit Sie gar nicht erst auf den Gedanken kommen, etwas zu essen. Sichtbare Lebensmittel sind eine große Versuchung!

Das Siebentageprogramm zum raschen Abnehmen

Frühstück
* 1 Scheibe Vollkorntoast mit Banane
* Oder Porridge mit geriebenem Apfel
* Kräutertee oder grüner Tee

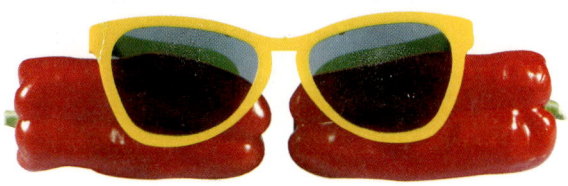

Zwischenmahlzeit
* 1 Stück Obst (Apfel, Orange, Grapefruit oder Birne)

Mittagessen
* 1 Portion gekochter Reis
* 1–2 Stück Gemüse (Karotte, Kohlrabi oder rote Paprika)
* Oder 1 Portion Rohkost

Zwischenmahlzeit
* 1 Stück Obst (Apfel, Orange, Grapefruit oder Birne)

Abendessen
* Reissuppe oder Hafersuppe
* 1–2 Stück Gemüse (Karotte, Kohlrabi oder rote Paprika)
* Oder 1 Portion Rohkost

Sie können die Getreidegerichte auch innerhalb des Tages austauschen. Beispielsweise Porridge mit geriebenem Apfel zum Frühstück, Vollkorntoast und Banane zum Mittagessen. Wenn Ihnen ein Gericht besonders schmeckt, wiederholen Sie es einfach. Wenn Sie es einrichten können, essen Sie abends warm, das ist sehr angenehm für den Magen. Achten Sie allerdings darauf, dass Sie Ihre letzte Mahlzeit nicht später als 18 Uhr einnehmen, damit bis zum Schlafengehen noch genügend Zeit für die Verdauung bleibt.

Wichtig

Niemals Lebensmittel offen herumliegen lassen: sie verführen zum Essen

Zutaten

Für eine Portion
1 Scheibe
Vollkorntoast oder
Vollkornzwieback
1 mittelgroße
Banane
1/2 TL Zitronensaft

VOLLKORNTOAST MIT BANANE

1
Vollkorntoast rösten.

2
1/2 Banane mit der Gabel
etwas zerdrücken und mit
Zitronensaft vermischen,

die andere Bananenhälfte in
Scheiben schneiden.

3
Toast mit Bananencreme
bestreichen und mit den
Bananenscheiben belegen.

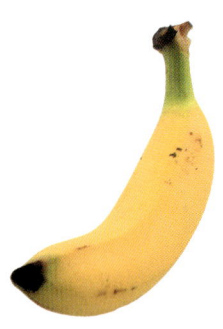 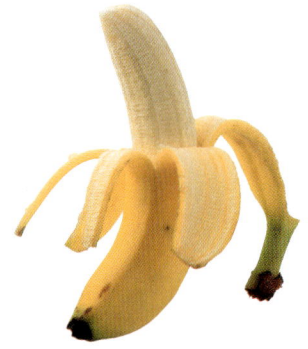

Zutaten

Für eine Portion
200 ml Wasser
50 g feiner Hafer-
schrot oder Hafer-
flocken
Saft von 1 Orange
1 kleiner Apfel

PORRIDGE

1
In einem kleinen Topf mit
dickem Boden den Hafer-
schrot unter Rühren kurz
anrösten und mit Wasser
aufgießen. Unter Rühren
5 Minuten köcheln lassen.

2
Das fertige Porridge in
einen Teller geben, mit

Orangensaft umgießen und
mit dem geriebenen Apfel
bestreuen.

TIPP
Um Arbeit zu sparen, ist es
ratsam, sich mehrere
Portionen Porridge vorzu-
kochen. Bewahren Sie
den Vorrat am besten im
Kühlschrank auf.

GEKOCHTER REIS

1

In einem Topf Wasser mit Salz zum Kochen bringen, den Reis einstreuen und zugedeckt 35 Minuten köcheln lassen.

2

Vom Herd nehmen und den Reis mit geschlossenem Deckel 10 Minuten nachquellen lassen.

So wird vorgekochter Reis aufgewärmt

In einem großen Topf wenig Wasser zum Kochen bringen. Den Reis in ein feines Metallsieb geben, etwas auflockern und zugedeckt über dem Wasserdampf aufwärmen – der Reis darf nicht mit dem Wasser in Berührung kommen!

Zutaten

Für drei Portionen
300–400 ml
Wasser
150 g Vollkornreis
1 Prise Salz

REISSUPPE

1

In einem Topf die Gemüsebrühe mit dem Reis zum Kochen bringen.

2

Dann die Suppe zugedeckt 20 Minuten köcheln lassen.

Zutaten

Für eine Portion
300 ml Gemüse-
brühe, schwach
gesalzen
150 g gekochter Reis

HAFERSUPPE

1

In einem Topf die Gemüsebrühe mit dem Hafer zum Kochen bringen.

2

Dann die Suppe im offenen Topf 10 Minuten köcheln lassen.

Tipp

Verwenden Sie Kochsalz nur sparsam, denn es ist nicht nur für einen hohen Blutdruck mitverant-wortlich, sondern bindet auch Wasser im Körper.

Zutaten

Für eine Portion
300 ml Gemüse-
brühe, schwach
gesalzen
50 g Haferschrot
oder Haferflocken

MÖGLICHST BIOLOGISCH

Obst, Gemüse und Salate sind ein wesentlicher Bestandteil unserer Ernährung. Frisch und als Rohkost verzehrt, ist ihr Vitamin- und Mineralstoffgehalt am höchsten. Die Kehrseite der Medaille bilden jedoch die Schadstoffe, Rückstände von Dünge- und Pflanzenschutzmitteln, die bei konventionellen Anbaumethoden oft überreichlich an unsere Nahrung gelangen. Versuchen Sie daher, möglichst auf biologisch oder ökologisch erzeugte Produkte zurückzugreifen.

Zutaten

ROHKOST

Für eine Portion
2 EL Jogurt
(1,5% Fett)
1/2 TL Zitronensaft
1–2 Karotten (oder
Kohlrabi, Paprika
oder ein großes
Stück Gurke), fein
gerieben oder klein
geschnitten

1
Jogurt mit dem Zitronensaft verrühren.

2
Das fein geriebene oder klein geschnittene Gemüse mit dem Jogurt gut vermischen.

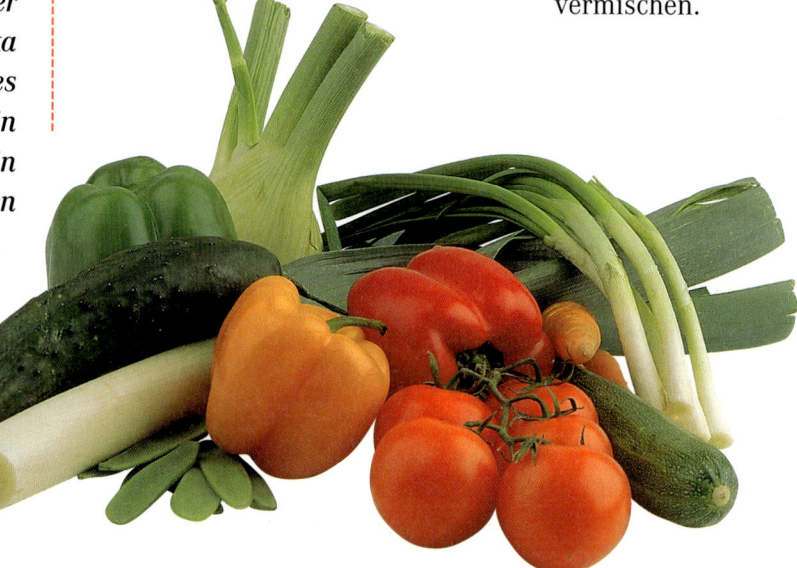

FRUCHTQUARK

1	2
Mandarinen auspressen, Banane mit der Gabel fein zerdrücken und in eine Rührschüssel geben.	Quark, Bananenpüree, Mandarinensaft und Rosinen mit dem Handmixer vermischen.

Zutaten

Für eine Portion
2 Mandarinen
1/2 Banane
100 Magerquark
1 TL Rosinen

EINKAUFSLISTE FÜR SIEBEN TAGE

Das können Sie im Voraus und in größeren Mengen einkaufen:

❐ Gemüsebrühe
❐ Grüner Tee
❐ Haferschrot oder Haferflocken
❐ Kräutertee
❐ Mineralwasser
❐ Naturreis (Rundkorn, Langkorn oder Basmati)
❐ Vollkorntoast
❐ Knäckebrot

Zweimal in der Woche frisch einkaufen:

❐ Äpfel   ❐ Gurke
❐ Bananen   ❐ Karotten
❐ Birnen   ❐ Kohlrabi
❐ Grapefruit   ❐ Paprika
❐ Orangen   ❐ Stangensellerie

Zweimal einkaufen pro Woche genügt. Erstlinge wie die ersten Tomaten, der erste Spargel usw. sind teuer und haben noch kaum Geschmack. Es lohnt sich, hier mit dem Einkauf noch ein wenig zu warten.

Tipp Versuchen Sie, Ihr Obst und Gemüse möglichst saisongerecht einzukaufen. Dann ist es auch wirklich reif und steckt voller Vitamine. Außerdem werden Obst und Gemüse zur jeweiligen Haupterntezeit besonders reichlich angeboten und können am preiswertesten eingekauft werden.

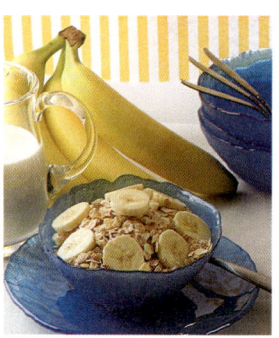

STUFE 2

Hartnäckige Polster verschwinden

**Für das Früh-
stück ist ein Müsli
gut geeignet.**

Nachdem in der ersten Diätwoche die Pfunde sehr schnell in Bewegung gekommen sind, schalten Sie mit der Stufe 2 auf eine etwas ruhigere Gangart. Sie nehmen jetzt pro Tag ca. 1100 Kilokalorien zu sich. Das Abnehmen verlangsamt sich, aber das ist auch gut so, denn damit legen Sie einen Grundstein für dauerhafte Schlankheit. Ihr Organismus gewöhnt sich auf Stufe 2 an eine geringere, aber ausreichende Kalorienzufuhr, dadurch haben auch alteingesessene Fettpolster keine Chance mehr – sie werden unaufhaltsam abgebaut. Wenn Sie auf diesem Weg Ihr Wunschgewicht erreicht haben, hat auch eine Änderung Ihres Essverhaltens stattgefunden. Sie haben gelernt, bewusster und weniger zu essen, und dazu erfahren, dass Sie sich trotzdem wohl und fit fühlen.

Gut essen und trotzdem abnehmen

Ab jetzt kommt Abwechslung in Ihren Speiseplan. Entweder Sie halten sich an die ausgearbeiteten Pläne, oder Sie stellen sich aus über 120 erprobten Rezepten Ihr Tagesprogramm selbst zusammen. Je nach Appetit essen Sie zum Frühstück z.B. einen Käsetoast oder Müsli mit Jogurt und Früchten, zum Mittagessen haben Sie die Wahl zwischen Gorgonzolanudeln mit Spinat oder einer chinesischen Gemüsepfanne. Abends gibt es gefüllte Eier auf Tomaten, Thailändischen Reissalat oder Südtiroler Käsesalat.

Gut versorgt mit Vitalstoffen

Die Rezepte der Stufe 2 der Reisdiät sind so ausgearbeitet, dass Ihr Körper mit allen Nährstoffen, mit Kohlenhydraten, Eiweiß und Fett versorgt wird. Das Kernstück Ihrer täglichen Ernährung auf Stufe 2 ist schlank machendes Kraftfutter: Vollkorngetreide, Vollkornbrot, Vollkornnudeln, Kartoffeln und Hülsenfrüchte.

Ganz besonders wichtig für Ihr Wohlbefinden ist, wie schon bei Stufe 1, der reichliche Verzehr von frischem Obst und Gemüse. Dazu gibt es eiweißreiche, fettarme Milchprodukte wie Jogurt, Buttermilch, Quark und ab und zu ein Ei. Gespart wird bei den fetten Nahrungsmitteln, Butter und Öl werden in kleinsten Mengen verwendet, Käse und Fleisch knapp bemessen, auf Sahne und Crème fraîche ganz verzichtet.

Vollkornprodukte und reichlich Obst und Gemüse bilden die Grundlage der zweiten Diätstufe.

SATT MIT WENIGER KALORIEN

Durch die harmonische Zusammensetzung der Gerichte müssen Sie trotz geringer Kalorienzufuhr nicht hungern. Darum kann Stufe 2 auch über mehrere Wochen durchgeführt werden. Jede Mahlzeit, vom Frühstück bis zum Abendessen, enthält als Hauptbestandteil kohlenhydrat- und ballaststoffreiche Nahrungsmittel wie Vollkornbrot, Nudeln, Kartoffeln, Hülsenfrüchte, dazu eine gute Portion Gemüse oder Obst. Diese vitalstoffreichen Grundnahrungsmittel enthalten nur wenig Kalorien. Sie werden satt und nehmen trotzdem ab.

Reichlich trinken!

Da Sie weiterhin sehr ballaststoffreich essen, müssen Sie auch ausreichend trinken. Die gesundheits- und schlankheitsfördernden Ballaststoffe binden sehr viel Flüssigkeit. Durch diese Aufsaugfähigkeit werden zum einen Schadstoffe, die sich im

Ballaststoffe brauchen viel Wasser, um quellen zu können. Daher ist es wichtig, viel zu trinken.

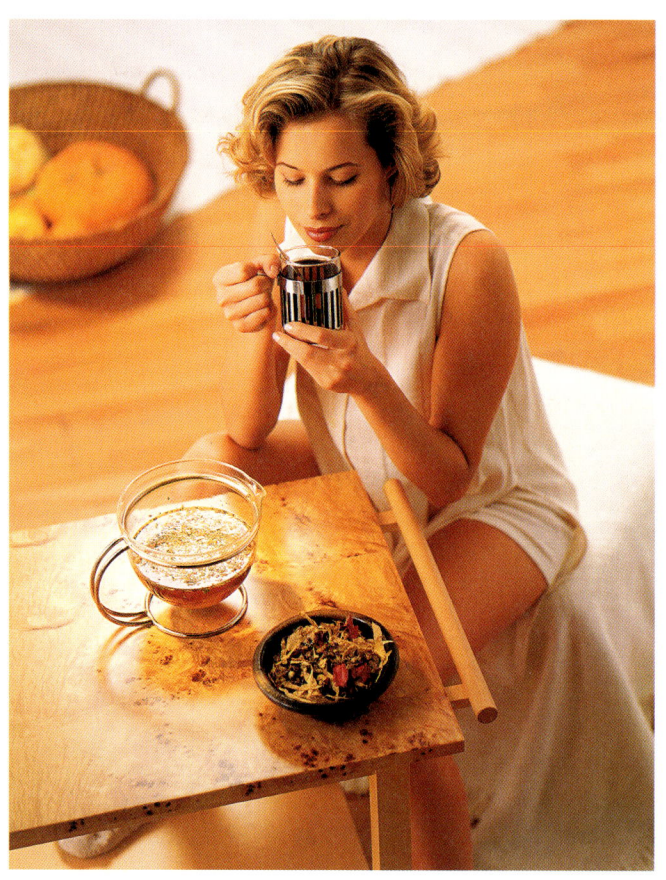

*Tee und Kaffee sind
erlaubt, nicht je-
doch der Griff zur
Zuckerdose!*

Darm befinden, unschäd-
lich gemacht, zum anderen
wird die Verdauung be-
schleunigt. Trinken Sie
darum viel – empfohlen
werden zwei bis drei Liter
pro Tag. Es sollten aber
überwiegend Getränke
sein, die keine Kalorien
enthalten. Ideal sind Mineralwasser und ungesüßte
Kräutertees. In kleineren
Mengen können Sie Gemü-
sesäfte oder mit Mineral-
wasser verdünnte natur-
reine Fruchtsäfte trinken,
auch Kaffee, schwarzer
und grüner Tee sind er-
laubt. Hüten Sie sich aber
vor der Zuckerdose! Mit
zwei Teelöffeln Zucker
rühren Sie 80 Kilokalorien
in eine Tasse Kaffee. Wenn Sie am Tag vier Tassen trinken, sind
das bereits 320 Kilokalorien, so viel wie eine Hauptmahlzeit
der Reisdiät. Erschwerend kommt dazu, dass Zucker hungrig
macht und damit ein großer Stolperstein auf dem Weg zum
Diäterfolg ist. Verzichten Sie Ihrem Geschmacksempfinden zu-
liebe auch auf künstlichen Süßstoff. Ein Schuss Milch in den
Kaffee, am besten fettarme, ist gestattet – vor Schlagsahne
steht allerdings ein striktes Nein!

Wie für die gesamte Zeit der Reisdiät gilt auch in dieser Stufe: kein Alkohol! Bier, Wein und vor allem Schnaps sind voll
heimtückischer und dick machender Kalorien.

Familie und Gäste essen mit

Die Rezepte der Stufe 2 der Reisdiät können Sie auch Ihrer Familie oder Gästen servieren. Wenn Sie z. B. ein Essen für zwei Personen planen, verdreifachen Sie das Rezept einfach. Sie essen dann ein Drittel, und die zweite Person, die nicht abnehmen will, zwei Drittel des Gerichts. Gibt es Nudeln, reichen Sie Käse extra. Oder Sie kochen Ihren Gästen eine Suppe als Vorspeise und verwöhnen Sie noch mit einem leckeren Dessert.

Durchhaltevermögen ist erforderlich, gerade wenn es mit dem Abnehmen einmal nicht voranzugehen scheint.

NICHT DIE GEDULD VERLIEREN!

Es ist möglich, dass Sie in der zweiten Woche einige Tage nichts abnehmen oder vielleicht sogar leicht zunehmen. Ihr Organismus verwertet nach der stark eingeschränkten Kalorienzufuhr der ersten Woche die Nahrung besonders gut. Lassen Sie sich nicht beirren und machen Sie auch nicht den Fehler, weniger als 1100 Kilokalorien zu essen. Wenn Sie sich weiterhin an die 1100 Kilokalorien pro Tag halten, rutscht der Zeiger auf der Waage bald wieder nach unten.

Wenn Sie noch Hunger haben …

Sollten Sie einmal sehr großen Hunger haben, dann können Sie zusätzlich rohes Gemüse essen. Da es extrem wenig Kalorien hat, können Sie davon eine gute Portion essen, ohne Ihren Diäterfolg zu gefährden. Ein zusätzlicher positiver Nebeneffekt ist, dass Sie mit diesen wenigen Kalorien sehr viele Vitamine und Mineralstoffe zu sich nehmen. Das fördert die Gesundheit und trägt zum guten Aussehen bei.

Aber es macht auch nichts, wenn Sie ab und zu eine Kartoffel, etwas Reis, Nudeln oder Brot extra essen. Entscheidend für den Diäterfolg ist, dass Sie sich an die geringen Fettmengen halten und nicht zwischendurch fette Süßigkeiten naschen.

Tipp

Gemüse ist ein idealer Sattmacher. 200 Gramm Karotten, Paprika, Kohlrabi oder Kraut haben gerade ca. 50 Kilokalorien, 200 Gramm Gurken, Stangensellerie, Tomate oder Fenchel sogar nur 35.

31

Ein Fitnessprogramm hilft beim Abnehmen

Auch wenn Sie sich zunächst zum Sport überwinden müssen, werden Sie sich bald auf Ihr gewohntes Bewegungsprogramm freuen.

Wenn Sie am Ende der Diät schlank, straff und energiegeladen sein wollen, sollten Sie regelmäßig Sport treiben. Ein Ausdauerprogramm verbraucht Fett, beansprucht die Muskeln und bringt Stoffwechsel und Kreislauf auf Trab. Wenn Sie konsequent trainieren, werden Sie sich bald um Jahre jünger fühlen.

Nach einigen Wochen Training tritt auch ein Gewöhnungseffekt auf, d. h., Sie müssen sich nicht mehr dazu überwinden, sondern Sie haben sogar das Bedürfnis nach sportlicher Betätigung. Gestehen Sie sich auch zu, stolz auf Ihr Durchhaltevermögen zu sein und belohnen Sie sich mit einem neuen Fitnessdress.

HILFE – EINE EINLADUNG ZUM ESSEN!

Eine Einladung zum Essen gefährdet Ihren Diäterfolg nicht. Sie müssen nur bewusst und überlegt auswählen, was Sie trinken und was Sie sich auf den Teller tun. Hände weg von Alkohol und allem Fetten! Wählen Sie als Vorspeise eine klare Gemüse- oder Nudelsuppe oder einen Salat, halten Sie sich an Beilagen wie Reis, Nudeln, gekochte Kartoffeln oder Knödel. Beim Gemüse dürfen Sie unbesorgt zugreifen, vom Fleisch sollten Sie nur wenig essen. Und wenn es zum Dessert Obstsalat gibt, dann bitte ohne Sahnehäubchen.

Wenn Sie Lust auf Süßes haben

Mit süßem Obst kann der Heißhunger auf Süßigkeiten gestillt werden.

Sollten Sie einen Heißhunger auf Süßigkeiten haben, dann essen Sie ruhig etwas Süßes – aber auf keinen Fall fette Süßigkeiten: Schokolade, Torten, Cremespeisen oder Bonbons und Kekse sollten Sie meiden. Entscheiden Sie sich besser für natürliche süße Genüsse, die nicht dick machen und Sie dazu mit Vitaminen und Mineralstoffen versorgen: eine Banane,

Jogurt mit Früchten, reife Beeren, ein Stück Zuckermelone, Aprikosen oder eine Scheibe Vollkornbrot, dünn mit Marmelade bestrichen, oder Sie wählen aus dem Rezeptteil eine Süßspeise mit 150 Kilokalorien.

Kleine Sünden sind kein Grund, die Diät abzubrechen.

Sie haben gesündigt, was nun?

Machen Sie einfach weiter mit dem 1100-Kilokalorien-Tagesprogramm und stellen Sie wegen eines kleinen Ausrutschers nicht all Ihre Bemühungen in Frage. Achten Sie aber darauf, dass diese Stippvisite im Schlaraffenland der Fette nicht zu einem Daueraufenthalt wird und Sie still und heimlich zu den alten Essgewohnheiten zurückkehren.

Der neue Geschmack – natürlich, leicht und frisch

Sie haben einen neuen Geschmack kennengelernt, denn während der Dauer von Stufe 1 der Reisdiät konnten sich Ihre Geschmacksnerven sieben Tage von überwürzten, zu salzigen, zu süßen und zu fetten Speisen erholen. Darum werden Ihnen jetzt die leichten Speisen, die auf Stufe 2 zur Auswahl stehen, besonders gut schmecken. Der neue Geschmack ist natürlich, leicht und frisch.

Leicht, frisch, natürlich und abwechslungsreich sind die Gerichte der zweiten Stufe.

Sie haben mittlerweile einen Appetit auf frische und naturbelassene Lebensmittel entwickelt und werden erstaunt sein, wie köstlich und abwechslungsreich Diät halten sein kann. So gibt es z.B. zum Mittagessen als Vorspeise einen Blattsalat mit saftigen Melonenstückchen und einer Jogurtsauce, dann den Gemüsetopf Florenz mit zarten Karotten, Kartoffeln, grünen Bohnen und Tomaten. Als schnelles Abendessen backen Sie einen Toast mit Camembert, der mit einer kalten Paprikasauce und pikanter Kresse garniert wird. Oder Sie essen zwei Vollkornbrote mit Lachsschinken, Eischeiben, Meerrettichquark und Gemüsegarnitur.

Was brauche ich für die Reisdiät?

Passendes Geschirr spart Energie und Zeit. Im Fachhandel können Sie erfragen, welche Pfannen und Töpfe für Ihre Bedürfnisse geeignet sind.

Da Sie jetzt für Ihre Reisdiät hauptsächlich kleine Portionen kochen werden, ist es empfehlenswert, sich kleines Kochgeschirr zu kaufen, wenn Ihr Haushalt noch nicht damit ausgerüstet sein sollte. Wenn man oft kleine Portionen zubereiten muss, dann bedeuten entsprechende Töpfe und Pfannen Zeit- und Kostenersparnis. Auch eine gute Küchenwaage benötigen Sie, denn um die Diät erfolgreich durchzuführen, ist es wichtig, die Mengen der Zutaten genau einzuhalten.

Das richtige Kochgeschirr

Empfehlenswert sind Töpfe mit einem Fassungsvermögen von einem Liter und Pfannen mit einem Durchmesser von etwa 20 Zentimeter. Das Kochgeschirr sollte einen dicken Boden haben, denn nur dann wird die Hitze gleichmäßig geleitet. Zu empfehlen sind Pfannen und Töpfe aus Edelstahl, beschichtetem Material oder aus Gusseisen, denn darin kann man auch mit sehr wenig Fett braten und dünsten.

Ganz wichtig ist, dass die Topf- und Pfannendeckel gut abschließen, so dass Gemüse oder Fleisch mit wenig Fett im eigenen Saft garen kann, ohne dass dabei Dampf entweicht. Lassen Sie sich im einschlägigen Fachhandel beraten.

Eine Küchenwaage gehört ins Haus!

Eine Küchenwaage ist für eine Diät ein unentbehrlicher Helfer.

Damit Sie die Zutatenmengen – besonders aber die fettreichen Lebensmittel wie Käse, Butter, Fleisch und Wurst – genau abwiegen können, brauchen Sie eine Küchenwaage. Besonders praktisch sind elektronische Waagen, die allerdings nicht ganz billig sind. Wenn Sie nicht so viel Geld ausgeben wollen, wird Ihnen aber auch eine mechanische Waage gute Dienste leisten. Mit der Zeit werden Sie auch ein Gefühl für Maße und Gewichte bekommen, so dass Sie nicht mehr jede Karotte und jede Kartoffel abwiegen müssen.

Tagesprogramm mit 1100 kcal für zwei Wochen

So setzen Sie Ihr Diätprogramm mit 1100 Kilokalorien aus Kalorienbausteinen zusammen

* **Frühstück:** 300 kcal
* **Zwischenmahlzeit:** 100 kcal
* **Mittagessen:** 300 kcal
* **Zwischenmahlzeit:** 100 kcal
* **Abendessen:** 300 kcal

Für jeden Arbeitstag ist eine Hauptmahlzeit eingeplant, die sich auch zum Mitnehmen eignet (mit M markiert).

Die Früchte für die Zwischenmahlzeiten können Sie je nach Jahreszeit anhand der Liste von Seite 140 austauschen.

Die einzelnen Kalorienbausteine können beliebig kombiniert werden. Wichtig dabei ist, dass die Gesamtenergiezufuhr die 1100 Kilokalorien am Tag nicht übersteigt.

Erste Woche

Montag

* **Frühstück:** Müsli mit Jogurt und Früchten (S. 46)
* **Zwischenmahlzeit:** Knäckebrot mit Hüttenkäse und Tomate (S. 138)
* **Mittagessen:** Brokkoli mit Kräutersauce, gedämpfte Kartoffeln (S. 77)
* **Zwischenmahlzeit:** Aprikosen (S. 140)
* **Abendessen:** Karottensalat, Knäckebrot mit Schinken, Buttermilch (M, S. 139)

Dienstag

* **Frühstück:** Käsetoast mit Paprika, Erdbeeren (S. 46)
* **Zwischenmahlzeit:** Jogurt mit Birne (S. 140)
* **Mittagessen:** Fischfilet mit Tomaten und Champignons, Reis (S. 106)
* **Zwischenmahlzeit:** Ananas (S. 140)
* **Abendessen:** Linsensalat mit Schafskäse (M, S. 54)

Imbiss herzhaft: Quark mit Gurken und aromatischen Kräutern.

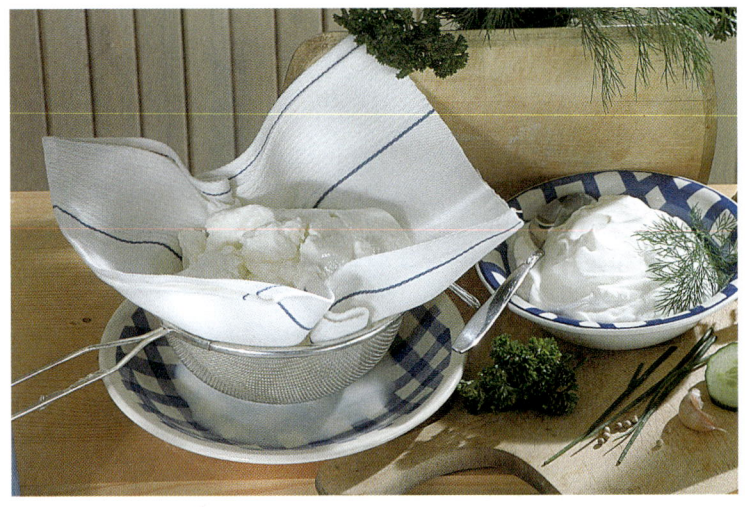

Mittwoch

* **Frühstück:** Früchtequark mit Marmeladebrot (S. 49)
* **Zwischenmahlzeit:** Banane (S. 140)
* **Mittagessen:** Nudeln mit Paprika-Tomaten-Sauce (S. 64)
* **Zwischenmahlzeit:** Jogurt mit Pfirsich (S. 140)
* **Abendessen:** Gefüllte Eier auf Tomaten (M, S. 55)

Donnerstag

* **Frühstück:** Weich gekochtes Ei, Quarkbrot mit Tomate (S. 45)
* **Zwischenmahlzeit:** Gurkensalat mit Knäckebrot (S.140)
* **Mittagessen:** Lauch-Kartoffel-Suppe (S. 112), Aprikosencreme (S. 131)
* **Zwischenmahlzeit:** Jogurt mit Erdbeeren (S. 140)
* **Abendessen:** Thailändischer Reissalat (M, S. 52)

Freitag

* **Frühstück:** Cornflakes mit Milch und Banane (S. 49)
* **Zwischenmahlzeit:** Kräuterquark mit hart gekochtem Ei und Knäckebrot (S. 138)

✳ **Mittagessen:** Spinatrisotto (S. 89f.)
✳ **Zwischenmahlzeit:** Nektarine (S. 140)
✳ **Abendessen:** Putengelbwurst mit Hüttenkäse und Vollkornbrot (M, S. 57)

Samstag
✳ **Frühstück:** Toast mit Mozzarella, Tomaten und Basilikum (S. 60)
✳ **Zwischenmahlzeit:** Dickmilch (S. 140)
✳ **Mittagessen:** Grüner Spargel mit Kräutern, Kartoffeln (S. 82)
✳ **Zwischenmahlzeit:** Jogurt mit Aprikosen (S. 140)
✳ **Abendessen:** Chinesischer Hühner-Nudel-Topf (S. 98)

Sonntag
✳ **Frühstück:** Orangensaft, Rührei mit Toast, Tomate (S. 50)
✳ **Zwischenmahlzeit:** Jogurt mit Honigmelone (S. 140)
✳ **Mittagessen:** Blumenkohlcurry mit Reis (S. 78)
✳ **Zwischenmahlzeit:** Knäckebrot mit Schinken, dazu Quark, Gurke und Paprika (S. 138)
✳ **Abendessen:** Minestrone (S. 117), gebackene Banane mit Orangensauce (S. 130)

Zweite Woche
Montag
✳ **Frühstück:** Süße und pikante Toasts mit Käse und Marmelade (S. 47)
✳ **Zwischenmahlzeit:** Selleriesalat, Knäckebrot (S. 139)
✳ **Mittagessen:** Lauch-Kartoffel-Suppe (S. 112), Tomaten-Pilz-Salat (S. 124)
✳ **Zwischenmahlzeit:** Jogurt mit Mango (S. 140)
✳ **Abendessen:** Weiße Bohnen mit Gemüsevinaigrette (M, S. 54)

Bei der Zusammenstellung des Speiseplans muss darauf geachtet werden, dass jeden Tag Milch oder Milchprodukte sowie ausreichend frisches Obst auf den Tisch kommen.

Die Einteilung in drei Hauptmahlzeiten und zwei Zwischenmahlzeiten ist ein Muss, denn die Verteilung der Nährstoffzufuhr über den Tag sorgt für einen gleichmäßigen Blutzuckerspiegel.

Dienstag

* **Frühstück:** Hähnchenbrustschinken, hart gekochtes Ei, Meerrettichquark, Vollkornbrot (S. 57)
* **Zwischenmahlzeit:** Mango (S. 140)
* **Mittagessen:** Kohlrabi in Zitronensauce, Reis (S. 80)
* **Zwischenmahlzeit:** Jogurt mit Pfirsich (S. 140)
* **Abendessen:** Chinesischer Nudelsalat (M, S. 52f.)

Mittwoch

* **Frühstück:** Knäckebrot mit Hüttenkäse und Tomate (S. 138) Knäckebrot mit Lachsschinken und Senfquark (S. 57), Grapefruit (S. 140)
* **Zwischenmahlzeit:** Jogurt mit Melone (S. 140)
* **Mittagessen:** Kräuterfisch mit Ofenkartoffeln (S. 107)
* **Zwischenmahlzeit:** Kirschen (S. 140)
* **Abendessen:** Südtiroler Käsesalat, Vollkornbrot (M, S. 56)

Donnerstag

* **Frühstück:** Müsli mit Jogurt und Früchten (S. 46)
* **Zwischenmahlzeit:** Fenchelsalat (S. 140)
* **Mittagessen:** Hörnchennudeln mit Brokkoli und Tomaten (S. 66)
* **Zwischenmahlzeit:** Apfel (S. 140)
* **Abendessen:** Gefüllte Eier auf Tomaten (M, S. 55)

Freitag

* **Frühstück:** Marmeladetoast und Fruchtjogurt (S. 48)
* **Zwischenmahlzeit:** Hüttenkäse mit Tomate und Knäckebrot (S. 138)
* **Mittagessen:** Mit Reis gefüllte Paprika (S. 90)
* **Zwischenmahlzeit:** Jogurt mit Zwetschen (S. 140)
* **Abendessen:** Lachsschinken, hart gekochtes Ei, Senfquark Vollkornbrot, Tomate, Gurke (M, S. 57)

Samstag
* **Frühstück:** Reisfrühstück (S. 50)
* **Zwischenmahlzeit:** Buttermilch (S. 140)
* **Mittagessen:** Nudeln mit Pilzsauce (S. 64)
* **Zwischenmahlzeit:** Weintrauben (S. 140)
* **Abendessen:** Italienischer Hühnertopf mit Reis (S. 97)

Sonntag
* **Frühstück:** Schinkenbrot, Erdbeerjogurt (S. 47)
* **Zwischenmahlzeit:** Selleriesalat (S. 139)
* **Mittagessen:** Griechisches Gemüseragout mit Ofenkartoffeln (S. 79)
* **Zwischenmahlzeit:** Honigmelone (S. 140)
* **Abendessen:** Mexikanischer Toast (S. 61)

Beginnen Sie den Tag mit einem Früchtemüsli. Das gibt Schwung!

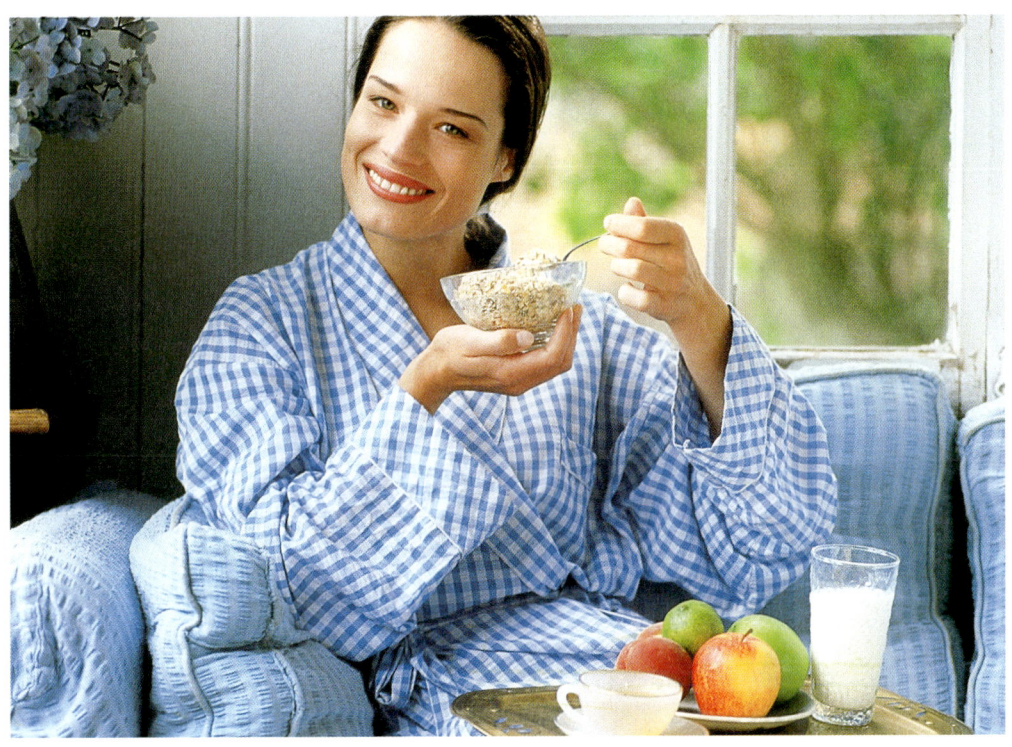

Vegetarisches Tagesprogramm mit 1100 kcal für zwei Wochen

Erste Woche

Montag

Fleisch und Fisch in Maßen kann, aber muss nicht auf dem Plan stehen. Auch mit rein vegetarischen Gerichten lässt sich ein abwechslungsreiches Menü erstellen.

* **Frühstück:** Müsli mit Jogurt und Früchten (S. 46)
* **Zwischenmahlzeit:** Hüttenkäse, Knäckebrot, Tomate (S. 138)
* **Mittagessen:** Brokkoli mit Kräutersauce, Kartoffeln (S. 77)
* **Zwischenmahlzeit:** Aprikosen (S. 140)
* **Abendessen:** Karottensalat (S. 139), Knäckebrot mit Kräuterquark (s. 138), Buttermilch (M, S. 140)

Dienstag

* **Frühstück:** Weich gekochtes Ei, Quarkbrot mit Tomate (S. 45)
* **Zwischenmahlzeit:** Gurkensalat mit Knäckebrot (S. 140)
* **Mittagessen:** Lauch-Kartoffel-Suppe (S. 112), Aprikosencreme (S. 131)
* **Zwischenmahlzeit:** Jogurt mit Erdbeeren (S. 140)
* **Abendessen:** Thailändischer Reissalat (M, S. 52)

Mittwoch

* **Frühstück:** Früchtequark mit Marmeladebrot (S. 49)
* **Zwischenmahlzeit:** Banane (S. 146)
* **Mittagessen:** Nudeln mit Paprika-Tomaten-Sauce (S. 64)
* **Zwischenmahlzeit:** Jogurt mit Pfirsich (S. 140)
* **Abendessen:** Gefüllte Eier auf Tomaten (M, S. 55)

Donnerstag

* **Frühstück:** Käsetoast mit Paprika (S. 46)
* **Zwischenmahlzeit:** Jogurt mit Birne (S. 140)
* **Mittagessen:** Champignonpfanne mit Reis (S. 80)

✳ **Zwischenmahlzeit:** Ananas (S. 140)

✳ **Abendessen:** Linsensalat mit Schafskäse (M, S. 54)

Freitag

✳ **Frühstück:** Cornflakes mit Milch und Banane (S. 49)

✳ **Zwischenmahlzeit:** Kräuterquark, hart gekochtes Ei, Knäckebrot (S. 138)

✳ **Mittagessen:** Spinatrisotto (S. 89f.)

✳ **Zwischenmahlzeit:** Nektarine (S. 140)

✳ **Abendessen:** Hüttenkäsesalat (M, S. 55)

Samstag

✳ **Frühstück:** Toast mit Mozzarella, Tomaten und Basilikum (S. 60)

✳ **Zwischenmahlzeit:** Dickmilch (S. 140)

✳ **Mittagessen:** Spargel mit Kräutern, Kartoffeln (S. 82)

✳ **Zwischenmahlzeit:** Jogurt mit Aprikosen (S. 140)

✳ **Abendessen:** Chinesischer Gemüsereis mit Tofu (S. 92f.)

Energielieferanten für zwischendurch: Kräuterquark und Vollkornbrot.

Sonntag

✳ **Frühstück:** Orangensaft, Rührei mit Toast und Tomate (S. 50)

✳ **Zwischenmahlzeit:** Buttermilch (S. 140)

✳ **Mittagessen:** Blumenkohlcurry mit Reis (S. 78)

✳ **Zwischenmahlzeit:** Jogurt, Honigmelone (S. 140)

✳ **Abendessen:** Minestrone (S. 117), gebackene Banane mit Orangensauce (S. 130)

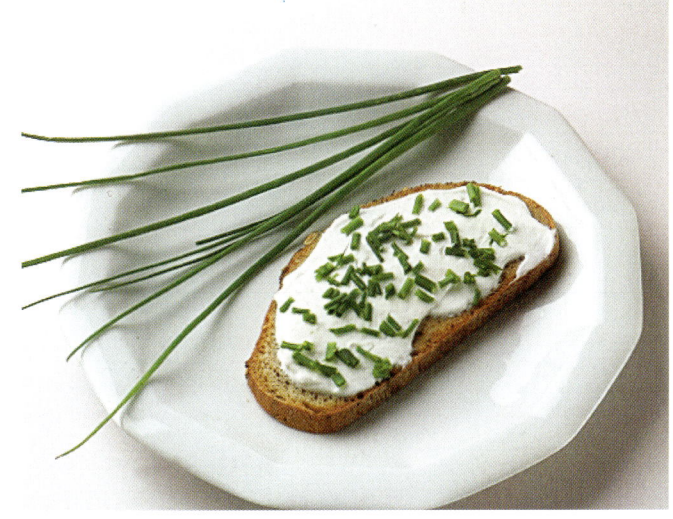

Zweite Woche

Montag

* **Frühstück:** Süße und pikante Toasts (S. 47)
* **Zwischenmahlzeit:** Selleriesalat (S. 139)
* **Mittagessen:** Grüne Bohnen mit Tomaten, Reis (S. 75)
* **Zwischenmahlzeit:** Jogurt mit Mango (S. 140)
* **Abendessen:** Weiße Bohnen mit Gemüsevinaigrette (M, S. 54)

Dienstag

Das Frühstück soll herzhaft und reichhaltig sein, damit der Tag mit Schwung beginnen kann. Müsli mit Jogurt und Früchten sorgt z. B. für einen gelungenen Start.

* **Frühstück:** Brote mit Kräuterquark und hart gekochtem Ei, Orangensaft (S. 145)
* **Zwischenmahlzeit:** Mango (S. 140)
* **Mittagessen:** Kohlrabi in Zitronensauce mit Pellkartoffeln (S. 80)
* **Zwischenmahlzeit:** Jogurt mit Pfirsich (S. 140)
* **Abendessen:** Chinesischer Nudelsalat (M, S. 52)

Mittwoch

* **Frühstück:** Müsli mit Jogurt und Früchten (S. 46)
* **Zwischenmahlzeit:** Karottensalat mit Knäckebrot (S. 133)
* **Mittagessen:** Spinatrisotto (S. 89f.)
* **Zwischenmahlzeit:** Kirschen (S. 140)
* **Abendessen:** Südtiroler Käsesalat, Vollkornbrot (M, S. 56)

Donnerstag

* **Frühstück:** Müsli mit Jogurt und Früchten (S. 46)
* **Zwischenmahlzeit:** Fenchelsalat (S. 140)
* **Mittagessen:** Hörnchennudeln mit Brokkoli und Tomaten (S. 66)
* **Zwischenmahlzeit:** Apfel (S. 140)
* **Abendessen:** Gefüllte Eier auf Tomaten (M, S. 55)

Freitag

* **Frühstück:** Marmeladetoast und Fruchtjogurt (S. 48)
* **Zwischenmahlzeit:** Hüttenkäse, Tomate, Knäckebrot (S. 138)
* **Mittagessen:** Mit Reis gefüllte Paprika (S. 90)
* **Zwischenmahlzeit:** Jogurt mit Zwetschen (S. 140)
* **Abendessen:** Provenzalischer Salat (M, S. 56)

Samstag

* **Frühstück:** Reisfrühstück (S. 50)
* **Zwischenmahlzeit:** Buttermilch (S. 140)
* **Mittagessen:** Nudeln mit Pilzsauce (S. 64)
* **Zwischenmahlzeit:** Jogurt mit Aprikosen (S. 140)
* **Abendessen:** Tofutoast Shanghai (S. 62)

Sonntag

* **Frühstück:** Toast mit Camembert (S. 60)
* **Zwischenmahlzeit:** Dickmilch (S. 140)
* **Mittagessen:** Griechisches Gemüseragout mit Ofenkartoffeln (S. 79)
* **Zwischenmahlzeit:** Honigmelone (S. 146)
* **Abendessen:** Chinesische Nudel-Gemüse-Suppe (S. 117f.), Erdbeer-Pfirsich-Salat mit Vanillecreme (S. 131)

Am Wochenende ist die Versuchung, von der Diät abzuweichen, besonders groß. Stellen Sie hier Ihren Speiseplan mit besonderer Sorgfalt nach Ihren Vorlieben zusammen, damit Sie nicht das Gefühl haben, auf etwas verzichten zu müssen.

PLANUNG IHRES DIÄTPROGRAMMS MIT KALORIENBAUSTEINEN

Den Diätplan können Sie nach Ihren persönlichen Essvorlieben und Bedürfnissen gestalten.
Die Rezepte für Stufe 2 werden als Kalorienbausteine mit 100, 150 und 300 Kilokalorien verwendet, aus denen Sie sich Ihre Tagesration von ca. 1100 Kilokalorien beliebig zusammensetzen können.

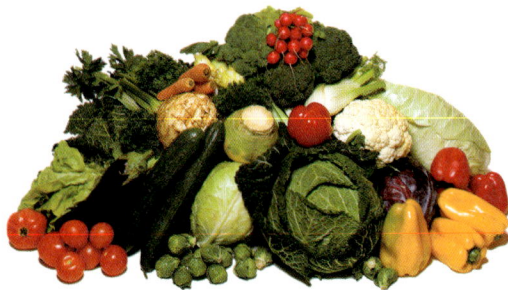

Bausteine mit ca. 300 kcal – eine komplette Hauptmahlzeit

* Sattmacher-Salate
* Toasts
* Pasta
* Gemüse
* Reisgerichte

Frisches Gemüse – der wichtigste Lieferant für Vitamine und Mineralstoffe

Bausteine mit ca. 150 kcal – die Hälfte einer Hauptmahlzeit

* Salate
* Suppen
* Desserts

Zwei Bausteine mit 150 Kilokalorien ergeben eine komplette Hauptmahlzeit.

Kombinieren ist möglich. Wer will, kann sich seine Hauptmahlzeit auch aus drei Zwischenmahlzeiten zusammensetzen.

Bausteine mit ca. 100 kcal – eine Zwischenmahlzeit

* Belegte Knäckebrote
* Rohkostsalat
* Jogurt mit Früchten
* Milch- und Sauermilchgetränke

Man kann sich auch aus drei 100-Kilokalorien-Bausteinen eine Hauptmahlzeit zusammensetzen. So haben Sie noch mehr Variationsmöglichkeiten.

1100-KCAL-TAGESPLAN MIT KALORIENBAUSTEINEN

* Frühstück: 300 kcal
* Zwischenmahlzeit: 100 kcal
* Mittagessen: 300 kcal
* Zwischenmahlzeit: 100 kcal
* Abendessen: 300 kcal

Hauptmahlzeiten mit ca. 300 kcal

Frühstück

Die Frühstücksportionen sind ausgiebig berechnet, denn Sie brauchen neue Energie für den Tag – nehmen Sie sich Zeit für diese erste wichtige Mahlzeit des Tages.

Ein vollwertiges Frühstück gibt Ihnen Schwung und verhindert, dass Sie am Vormittag plötzlich der Hunger überfällt und Sie unkontrolliert Süßes und Fettes verschlingen.

Wenn Sie morgens keinen großen Appetit haben, können Sie den Rest des Frühstücks als Zwischenmahlzeit mitnehmen.

Magerquark statt Butter ist die fettarme Unterlage für Frühstücksbrote mit Marmelade, Schinken oder Käse. Quark macht belegte Brote saftig und wird, je nach Appetit, mit Kräutern und Senf pikant gewürzt oder mit Marmelade gesüßt.

Das Frühstück ist die wichtigste Mahlzeit am Tag!

WEICH GEKOCHTES EI UND QUARKBROT

1

Das Ei weich kochen (ca. 5–6 Minuten). Den Schnittlauch fein schneiden. Dann die Tomate in feine Scheiben schneiden.

2

Quark mit dem Schnittlauch verrühren, mit Salz und Pfeffer abschmecken.

3

Die beiden Brote mit dem Kräuterquark bestreichen und mit Tomatenscheiben belegen. Dazu den Pfirsich oder Apfel und das Ei essen.

Tipp

Sie können die Frische Ihres Eis überprüfen, indem Sie es in eine Schüssel Wasser geben. Ein frisches Ei versinkt, ein älteres Ei hebt sich ein wenig.

Zutaten

Für eine Portion
1 Ei
1 EL Schnittlauch
50 g Magerquark
1 Tomate
Salz, Pfeffer
1 Scheibe Vollkornbrot
1 Scheibe Vollkornknäckebrot
1 Pfirsich oder
1 Apfel

KÄSETOAST MIT PAPRIKA

Für eine Portion
2 Scheiben
Vollkorntoast
1 kleine rote
Paprika
1 TL Butter
40 g Käse (20% Fett)
100 g Himbeeren
oder Erdbeeren

1
Die Vollkorntoasts rösten. Die Paprika in feine Streifen schneiden.

2
Die Toastscheiben mit Butter bestreichen und mit Käse und Paprikastreifen belegen.

Dazu Himbeeren oder Erdbeeren essen.

Tipp
Brausen Sie die Beeren nur ganz kurz mit kaltem Wasser ab und entfernen Sie die Kelche erst danach. So behalten die Früchte Ihr Aroma.

MÜSLI MIT JOGURT UND FRÜCHTEN

Für eine Portion
150 g Jogurt
(1,5% Fett)
30 g Haferflocken
2 TL Rosinen
1 kleiner Apfel
1 Mandarine

1
Den Jogurt in eine kleine Schale geben.

2
Alle Zutaten nacheinander unter den Jogurt mischen.

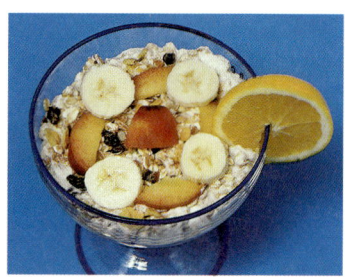

KAROTTEN-TOMATEN-SALAT

Für eine Portion
150 g Tomaten
150 g Karotten
1/2 Knoblauchzehe
1/4 Zwiebel
1 1/2 TL Olivenöl
1-2 TL Essig
Salz, Pfeffer

1
Die Tomaten in sehr kleine Würfel schneiden. Die Karotten grob reiben. Den Knoblauch fein hacken und die Zwiebel zerkleinern.

2
Tomaten, Karotten, Knoblauch und Zwiebeln in eine Schüssel geben. Aus Öl und Essig eine Marinade anrühren und mit Salz und Pfeffer abschmecken. Salat mit der Marinade vermischen.

SCHINKENBROT MIT ERDBEERJOGURT

1

Den Quark mit dem Senf verrühren und mit Salz und Pfeffer abschmecken.

2

Das Vollkornbrot und die beiden Knäckebrote mit der

Quarkcreme bestreichen, mit Schinken- und Tomatenscheiben belegen.

3

Den Jogurt mit den Erdbeerstücken verrühren.

Zutaten

Für eine Portion
30 g Magerquark
1 TL Senf
Salz, Pfeffer
1 Scheibe
Vollkornbrot
2 Scheiben
Knäckebrot
2 Scheiben gekoch-
ter Schinken (30 g),
ohne Fett
1 kleine Tomate
100 g Jogurt
(1,5% Fett)
100 g Erdbeeren

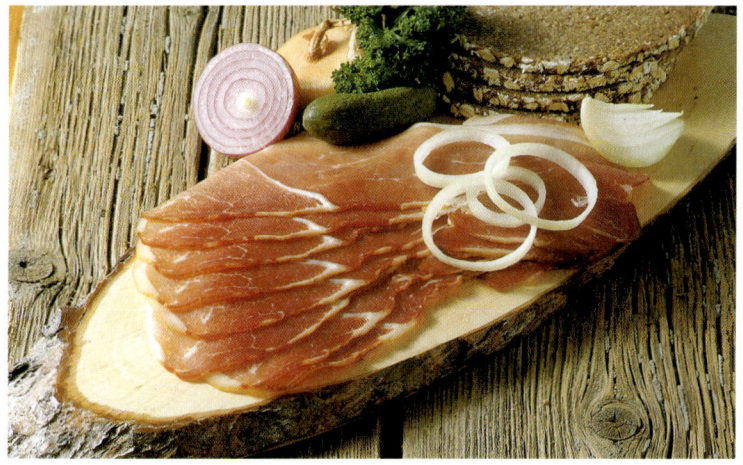

SÜSSE UND PIKANTE TOASTS

1

Die Vollkorntoasts rösten, dann die Scheiben mit Magerquark bestreichen.

2

Einen Toast mit Käse und Gurkenscheiben belegen,

den zweiten mit der Marmelade bestreichen.

3

Zu den süßen und pikanten Toasts die Birne essen.

Pikantes mit Pfiff

Zutaten

Für eine Portion
2 Scheiben
Vollkorntoast
30 g Magerquark
1 Käsescheibe
(20 g, 20% Fett)
100 g Gurken
2 TL Marmelade
1 kleine Birne

MARMELADETOAST UND FRUCHTJOGURT

Zutaten

Für eine Portion
1 Scheibe
Vollkorntoast
1 TL Butter
1 TL Marmelade
100 g Honigmelone
150 g Jogurt
(1,5% Fett)
1 TL Honig

1

Den Vollkorntoast rösten, mit Butter und Marmelade bestreichen. Honigmelone in kleine Stücke schneiden.

2

Den Jogurt mit dem Honig glatt rühren und mit den Honigmelonestücken vermischen.

EIN KRÄFTIGES FRÜHSTÜCK WIRKT WUNDER

Ein vollwertiges Frühstück muss sein. Es gibt Ihnen Schwung, und es soll verhindern, dass man am Vormittag regelrecht von Hungerattacken überfallen wird. Sollte der Appetit am Morgen jedoch nicht besonders groß sein, so ist zu empfehlen, dass Sie die Frühstücksreste für etwaige Zwischenmahlzeiten zu Hause oder unterwegs einplanen. Besonders gut geeignet für das kräftige Frühstück sind Müsli, Quarkbrote, Jogurt und Früchte. Achten Sie aber auf jeden Fall darauf, statt Butter Magerquark als Brotaufstrich zu verwenden.

BROTE MIT KRÄUTERQUARK UND EI

Zutaten

Für eine Portion
2 Orangen
1 EL Schnittlauch
1 EL Petersilie
30 g Magerquark
1 hart gekochtes Ei
Salz, Pfeffer
1 Vollkornbrötchen
1 Knäckebrot
1 Bund Radieschen

1

Die Orangen auspressen. Schnittlauch fein schneiden. Petersilie fein hacken. Ei in Scheiben schneiden.

2

Quark mit dem Schnittlauch und der Petersilie vermischen, mit Salz und Pfeffer abschmecken.

3

Vollkornbrötchen und Knäckebrot mit Kräuterquark bestreichen und mit den Eischeiben belegen.

4

Die Radieschen waschen und zu den Broten essen.

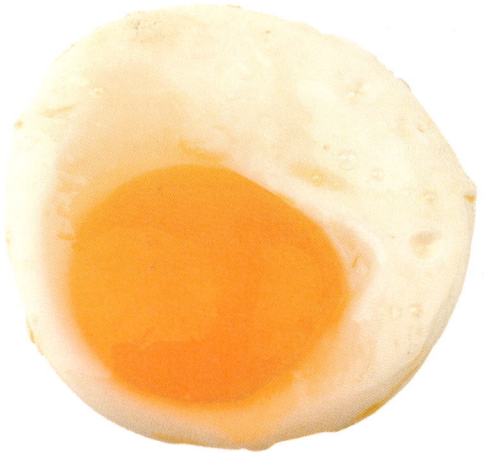

CORNFLAKES MIT MILCH UND BANANE

1

Die Cornflakes in einen tiefen Teller geben. Banane in dünne Scheiben und Erdbeeren in kleine Stücke schneiden.

2

Die Cornflakes mit der Milch begießen und mit den Bananenscheiben und den Erdbeerstücken garnieren.

Zutaten

*Für eine Portion
30 g Cornflakes
1 kleine Banane
(150 g)
100 g Erdbeeren
200 ml Milch
(1,5% Fett)*

FRÜCHTEQUARK MIT MARMELADEBROT

1

Die Banane mit der Gabel zerdrücken. Die Aprikosen in kleine Streifen schneiden. Die Orange auspressen.

2

Den Quark mit dem Bananenmus und dem

Orangensaft glatt rühren. Die Aprikosenstreifen unterrühren.

3

Das Vollkornknäckebrot mit Butter und Marmelade bestreichen und dazu den Früchtequark essen.

Zutaten

*Für eine Portion
1/2 Banane
100 g Aprikosen
100 g Magerquark
1/2 Orange
1 Scheibe
Knäckebrot
1 TL Butter
1 TL Marmelade*

Zutaten

REISFRÜHSTÜCK

Für eine Portion
100 g Äpfel
50 ml Apfelsaft
1 Portion gekochter
Reis, heiß
100 g Jogurt
(1,5% Fett)

1
Den Apfel schälen
und in kleine Stückchen
schneiden.

2
Apfel und Apfel-
saft in einen
kleinen Topf mit dickem
Boden geben
und zugedeckt bei

milder Hitze in wenigen
Minuten weich kochen.

3
Apfel mit dem heißen Reis
vermischen und in einem
tiefen Teller anrichten.

4
Alles mit dem Jogurt
übergießen.

Zutaten

RÜHREI MIT TOAST UND TOMATE

Für eine Portion
1 Ei
Salz, Pfeffer
1 große Tomate
1 Frühlingszwiebel
2 Orangen
1 TL Butter
2 Scheiben
Vollkorntoast

1
Das Ei verquirlen und
mit Salz und Pfeffer
würzen. Die Tomate in
Scheiben schneiden, die
Frühlingszwiebel in feine
Ringe schneiden.
Die Orangen
auspressen.

2
Die Butter in einer
kleinen beschichteten
Pfanne schmelzen lassen.

3
Das verquirlte Ei in die
Pfanne gießen und Rührei
machen.

4
Die Toasts rösten, mit
dem Rührei und den
Tomatenscheiben belegen
und mit Frühlingszwiebel
bestreuen. Dazu
Orangensaft trinken.

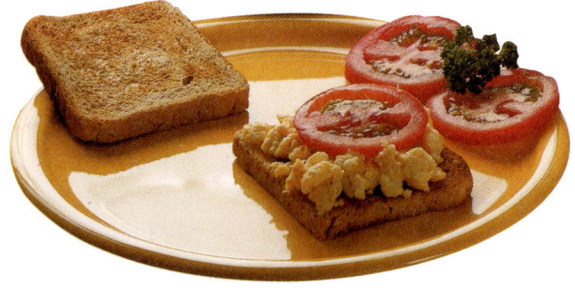

QUARKBROTE MIT PUTENBIERSCHINKEN

1
Den Magerquark mit dem Tomatenmark verrühren und mit Pfeffer würzen.

3
Die Brote mit Tomatenquark bestreichen, mit Wurst und Gurkenscheiben belegen.

2
Die Essiggurke in Scheiben schneiden.

4
Kiwi schälen, in Scheiben schneiden und dazu essen.

Sattmachersalate

Salate aus Reis, Nudeln, Kartoffeln und Hülsenfrüchten sind eine vollständige Hauptmahlzeit. Sie sind einfach vorzubereiten und schmecken am besten, wenn sie einige Zeit durchziehen. Salate sind eine ideale Mahlzeit zum Mitnehmen. Klein geschnittenes Gemüse und Früchte wie Paprika, Tomaten, Zucchini, Gurken, Stangensellerie und Ananas machen die Salate knackig, und frische Kräuter liefern viel Aroma bei null Kalorien. Die Kombination von Eiern, Getreide, Hülsenfrüchten und Kartoffeln mit Milchprodukten machen die Salate eiweißreich.

REISSALAT »NEW YORK«

1
Paprika und Fenchel in sehr kleine Würfel schneiden. Eine Mandarine in kleine Stücke schneiden. Die andere Mandarine auspressen. Frühlingszwiebel in feine Ringe schneiden.

2
Jogurt mit Mandarinensaft und Chili glatt rühren.

3
Reis und Gemüse, Mandarinenstückchen und Jogurtsauce vermischen. Mit Salz abschmecken.

Zutaten

Für eine Portion
2 EL Magerquark
1 TL Tomatenmark
Pfeffer
1 Essiggurke
1 Scheibe Vollkornbrot
1 Scheibe Vollkornknäckebrot
50 g Putenbierschinken
1 Kiwi

Die Kombination von pflanzlichem und tierischem Eiweiß ist für unseren Körper sehr wichtig.

Zutaten

Für eine Portion
1/2 rote Paprika
100 g Fenchel
2 Mandarinen
1 Frühlingszwiebel
100 g Jogurt
1 Prise Chili
150 g gekochter Reis
Salz

THAILÄNDISCHER REISSALAT

Zutaten

Für eine Portion
150 g gekochter
Reis, kalt
50 g Ananas
1 kleine Karotte
1 kleiner Stiel
Stangensellerie
1 Frühlingszwiebel
1 Orange
1/2 Zitrone,
unbehandelt
1 TL Rosinen
1 Prise Chili
1 TL Sojasauce
3 Blätter Kopfsalat

1

Den Reis kochen und erkalten lassen. Die Ananas in kleine Stücke schneiden. Die Karotte raspeln, den Stangensellerie in feine Scheiben, die Frühlingszwiebel in feine Ringe schneiden. Orange und Zitrone auspressen.

2

Reis, Ananas, Karotten, Stangensellerie, Frühlingszwiebel und Rosinen in eine Schüssel geben.

3

Aus Orangensaft, Chili, 1 TL Zitronensaft, Sojasauce und etwas abgeriebener Zitronenschale eine Marinade anrühren.

4

Den Salat mit der Marinade sorgfältig vermischen und eine Stunde im Kühlschrank durchziehen lassen. Dann den Reissalat auf den Salatblättern anrichten und servieren

CHINESISCHER NUDELSALAT

Zutaten

Für eine Portion
50 g Spagetti
Salz
50 g Sojasprossen
1 Frühlingszwiebel
1 kleine Karotte
1/2 rote Paprika
1 Knoblauchzehe
3 EL kalte
Gemüsebrühe
Je 1 TL Öl
und Essig
1 TL Sojasauce

1

Spagetti in reichlich Salzwasser bissfest kochen, in ein Sieb abgießen. Mit kaltem Wasser abschrecken und gut abtropfen lassen. Die Frühlingszwiebel in feine Ringe schneiden. Karotte und Paprika in feine Streifen schneiden. Die Knoblauchzehe fein hacken.

2

Spagetti, Sprossen, Frühlingszwiebel, Karotte und Paprika in eine Schüssel geben.

3

Gemüsebrühe, Öl, Essig, Sojasauce, frisch geriebenen Ingwer, Knoblauchzehe und Chili zu einer Marinade verrühren.

4

Den Salat mit der Marinade vermischen und anschließend alles im Kühlschrank etwas durchziehen lassen.

SCHWEDISCHER REISSALAT

1

Karotte grob reiben. Gurke und Tomate in kleine Würfel schneiden. Essiggurke und Petersilie fein hacken. Schnittlauch fein schneiden.

2

Jogurt (1,5% Fett) mit Senf, Paprikapulver, Essiggurke, Petersilie und Schnittlauch verrühren.

3

Reis, Gemüse und Jogurtsauce vermischen. Den Salat mit Salz und Pfeffer abschmecken.

Tipp

100 g Apfel in kleine Würfel geschnitten, statt Gurke und Tomate verwenden.

Zutaten

Für eine Portion
100 g Karotten
100 g Gurken
1 Tomate
1 Essiggurke
1 EL Petersilie
1/2 Bund
Schnittlauch
100 g Jogurt
1 TL scharfer Senf
1/2 TL Paprika
150 g gekochter Reis

KARTOFFELSALAT BOMBAY

1

Die Kartoffeln kochen und erkalten lassen. Geschälte Kartoffeln, Paprika und Tomate in kleine Würfel, Frühlingszwiebel in feine Ringe schneiden.

2

Alle Zutaten in eine Schüssel geben.

3

Die Knoblauchzehe und Petersilie fein hacken. Aus Jogurt, Knoblauchzehe, Chili und Petersilie eine Marinade anrühren und mit Salz abschmecken.

4

Gemüse gut mit Marinade mischen, ziehen lassen.

Zutaten

Für eine Portion
200 g gekochte
Kartoffeln
1 gelbe Paprika
1 Tomate
1 Frühlingszwiebel
150 g Jogurt
(1,5% Fett)
1 Knoblauchzehe
1 Prise Chili
1 EL Petersilie
Salz

LINSENSALAT MIT SCHAFSKÄSE

Zutaten

Für eine Portion
Für die Sauce
2 Tomaten
1 TL Thymian
1 TL Oregano
1 TL Essig
1 TL Zitronensaft
1/2 Knoblauchzehe
1 Frühlingszwiebel
1 EL Petersilie
Für den Salat
150 g Linsen aus
der Dose
1/2 gelbe Paprika
30 g Schafskäse

1

Die Tomaten und die Paprika sehr klein würfeln. Die Frühlingszwiebel in feine Ringe schneiden. Schafskäse in kleine Stücke teilen. Knoblauchzehe und Petersilie fein hacken.

2

In einer Schüssel Tomaten mit Thymian, Oregano, Essig, Zitronensaft, Knoblauch, Frühlingszwiebel und der Petersilie vermischen. Mit Salz und Pfeffer abschmecken.

3

Die gut abgetropften Linsen und Paprika in eine Schüssel geben und mit der Tomatensauce vermischen.

4

Den Salat im Kühlschrank etwas durchziehen lassen. Vor dem Essen mit dem Schafskäse bestreuen.

WEISSE BOHNEN MIT GEMÜSEVINAIGRETTE

Zutaten

Für eine Portion
100 g weiße Boh-
nen aus der Dose
2 Tomaten
1/2 rote Paprika
100 g Zucchini
1 TL Kapern
1 TL Olivenöl
1 TL Essig
1 EL italienische
Kräuter, tiefgekühlt
Salz, Pfeffer
2 TL Parmesan

1

Die Bohnen in einem Sieb gut abtropfen lassen. Die Tomaten und Paprika in kleine Würfel schneiden. Die Zucchini grob raspeln. Die Kapern fein hacken.

2

Tomaten, Paprika und Zucchini mit Öl, Essig, Kapern und den italienischen Kräutern sorgfältig vermischen. Die Gemüsesauce mit Salz und Pfeffer abschmecken und mit den Bohnen vermischen.

3

Den Salat im Kühlschrank etwas durchziehen lassen. Vor dem Essen mit dem geriebenen Parmesan bestreuen.

GEFÜLLTE EIER AUF TOMATEN

1

Die Tomaten in dünne Scheiben schneiden und auf einem Teller anrichten. Basilikum und Schnittlauch fein schneiden. Kapern fein hacken.

2

Aus Öl, Essig, Basilikum, Salz und Pfeffer eine Marinade anrühren und gleichmäßig über die zerteilten Tomaten gießen.

3

Das hart gekochte Ei halbieren. Das Eigelb mit Quark, Jogurt, Senf, Schnittlauch und Kapern verrühren, mit Salz und Pfeffer abschmecken und in die Eihälften füllen.

4

Die gefüllten Eier auf den Tomatensalat setzen und dazu die Knäckebrote essen.

HÜTTENKÄSESALAT

1

Die Gurke, die Paprika und die Tomate in kleine Würfel schneiden. Die Frühlingszwiebel in feine Ringe schneiden. Karotte grob raspeln.

2

Hüttenkäse mit der Gurke, der Paprika, der Karotte, der Tomate, der Frühlingszwiebel und dem Zitronensaft vermischen und mit Pfeffer abschmecken.

3

Den Salat auf den Salatblättern anrichten und mit Kresse garnieren. Dazu das Vollkornbrot essen. Der körnige Hüttenkäse wird aus pasteurisierter Magermilch, Salz und Sahne hergestellt. Im Kühlschrank hält er ca. drei Wochen.

SÜDTIROLER KÄSESALAT

Zutaten

Für eine Portion
1 rote Paprika
100 g Gurken
1 Frühlingszwiebel
20 g Emmentaler
1 EL Petersilie
100 g Jogurt
(1,5% Fett)
1 TL Senf
Salz, Pfeffer
1 Scheibe
Vollkornbrot

1

Die Paprika und die Gurke klein würfeln. Die Frühlingszwiebel in feine Ringe schneiden. Die Petersilie fein hacken. Den Emmentaler fein reiben.

2

Die Paprika, die Gurke und die Frühlingszwiebel in eine Schüssel geben.

3

Jogurt, geriebenen Käse, Senf und Petersilie zu einer Sauce verrühren und mit Salz und Pfeffer abschmecken.

4

Den Salat mit der Käse-Jogurt-Sauce vermischen. Das Vollkornbrot dazu essen.

PROVENZALISCHER SALAT

Zutaten

Für eine Portion
200 g gekochte
Kartoffeln
1 Frühlingszwiebel
1 kleine Karotte
1 Stiel Stangen-
sellerie
3 EL Gemüsebrühe
2 TL Essig
50 g Jogurt
(1,5% Fett)
1 TL Essiggurke
Salz, Pfeffer
2 Blatt Kopfsalat
1 hart gekochtes Ei
Petersilie

1

Die Kartoffeln klein würfeln. Die Frühlings-zwiebel in feine Ringe schneiden. Die Karotte grob raspeln und den Stangensellerie in feine Scheiben schneiden.
Alle Zutaten in eine Schüssel geben.

2

Aus der Gemüsebrühe, Essig, Jogurt und der fein gehackten Essiggurke eine

Marinade anrühren. Mit Salz und Pfeffer abschmecken.

3

Den Salat mit der Sauce vermischen und im Kühl-schrank etwas durchziehen lassen.

4

Den Provenzalischen Salat auf den Salatblättern an-richten und mit dem hart gekochten Ei und der Petersilie garnieren.

Belegte Brote – eine kalte Hauptmahlzeit

Machen Sie sich belegte Brote zum Mitnehmen, bei Zeitmangel oder wenn Sie gerade keine Lust zum Kochen haben. Damit sie saftig sind, garnieren Sie sie reichlich – mit Gurken und Tomatenscheiben, Paprikastreifen, Salatblättern oder Frühlingszwiebelringen. Diese knackige Beilage kann ruhig üppig sein, denn das Gemüse hat kaum Kalorien. Geben Sie fein geschnittene Essiggurken und Kapern auf die Brote – sauer macht lustig!

Frisches Gemüse oder knackige Salatblätter sind der ideale Brotbelag: abwechslungsreich und kalorienarm.

Die Zutaten sind jeweils für 1 Scheibe Vollkornbrot und 1 Scheibe Vollkornknäckebrot berechnet

✳ 50 g Gouda (30% Fett), in dünnen Scheiben; 1 EL Magerquark; 1 EL Schnittlauch; Salatblatt

✳ 50 g Hähnchenbrustschinken; 1 hart gekochtes Ei; 1 EL Magerquark mit 1 TL Meerrettich verrührt; Salatblatt; einige Scheiben Essiggurke

✳ 50 g gekochter Schinken (ohne Fett); 50 g Schmelzkäse (10% Fett); Salatblatt; 1 TL Kapern

✳ 50 g Lachsschinken; 1 hart gekochtes Ei; 2 EL Magerquark mit 1 TL scharfem Senf verrühren; Salatblatt

✳ 150 g Magerquark mit gehackten Kräutern, Knoblauch, Zwiebeln, Kapern und Rosenpaprika vermischen; Salatblatt

✳ 100 g Tunfisch in Wasser (aus der Dose); 2 EL Magerquark mit Meerrettich verrühren; Salatblatt

✳ 50 g Matjesfilet; 2 EL Magerquark mit 2 EL grob geriebenem Apfel und 1 TL Meerrettich vermischen; Salatblatt

Um Fett zu sparen, streichen Sie Magerquark aufs Brot, den Sie mit gehackten Kräutern, Senf und Meerrettich verfeinern können.

Zutaten für 2 Scheiben Vollkornbrot

✳ 50 g Putengelbwurst; 50 g Hüttenkäse; 1/2 EL Schnittlauch; Salatblatt

✳ 100 g geräucherten Tofu mit 1 TL Senf und 1 TL Meerrettich bestreichen; Salatblatt

Toasts mit 300 kcal

Toasts sind ein leckeres Essen mit wenig Aufwand. Schnell zu-zubereitende Saucen aus Tomaten- und Paprikawürfeln machen aus knusprigen Käsetoasts ein saftiges Essvergnügen. Wer es pikant mag, würzt mit Knoblauch und Chili.

Auch bei den Toasts können Sie mit der Gemüsegarnitur großzügig sein. Bei Käse und Butter müssen Sie allerdings strikt auf die Waage schauen.

TOAST MIT SCHAFSKÄSE

Zutaten

Für eine Portion
2 Scheiben
Vollkorntoast
30 g Schafskäse
(40% Fett)
1 große Tomate
1 EL Petersilie
1 EL Frühlings-
zwiebeln
1/2 Knoblauchzehe
1 TL Olivenöl
Salz, Pfeffer
1 Salatblatt

1

Eine Scheibe Vollkorntoast mit dem Käse belegen und mit der zweiten Scheibe bedecken.

2

Den Toast auf ein Backblech legen und im vorgeheizten Ofen bei mittlerer Hitze 7 Minuten backen.

3

Die Tomaten fein würfeln, die Frühlingszwiebeln in feine Ringe schneiden und die Knoblauchzehe und die Petersilie fein hacken. Alles mit Öl vermischen, mit Salz und Pfeffer abschmecken. Den Schafskäse in Stücke teilen.

4

Den fertigen Toast aus dem Backofen nehmen, aufklappen, mit dem Salatblatt belegen, mit der Tomatensauce bestreichen und den Schafskäse darüber streuen. Toastscheiben zusammenklappen und diagonal halbieren.

Tipp

Da Sie für dieses Rezept nur wenig Schäfskäse benötigen, empfiehlt es sich, den restlichen Käse in eine kleine Schüssel zu geben und mit Salzwasser zu bedecken. So hält er im Kühlschrank einige Tage.

58

KÄSETOAST MIT PIKANTER JOGURTSAUCE

Zutaten

1

Den Jogurt mit Senf und den fein gehackten Kapern verrühren und mit Salz und Pfeffer abschmecken. Eine Scheibe Vollkorntoast mit Käse belegen und mit der zweiten Scheibe bedecken. Die Paprika in feine Streifen schneiden.

2

Den Toast auf ein kleines Backblech legen und im vorgeheizten Ofen bei mittlerer Hitze 7 Minuten backen.

3

Den fertigen Toast aus dem Backofen nehmen, aufklappen und mit dem Salatblatt und den Paprika-streifen belegen. Mit der Jogurtsauce bestreichen. Toastscheiben zusammen-klappen und diagonal halbieren.

Für eine Portion
2 EL Jogurt
(1,5% Fett)
1 TL scharfer Senf
Einige Kapern
Pfeffer, Salz
2 Scheiben
Vollkorntoast
30 g Emmentaler
(45% Fett),
in Scheiben
1 Salatblatt
1/4 Paprika

ENGLISCHER TOAST

Zutaten

1

Den Käse in feine Streifen schneiden.
Eine Scheibe Vollkorntoast mit Käse belegen und mit der zweiten Scheibe bedecken.

2

Den Toast auf ein kleines Backblech legen und im vorgeheizten Ofen bei mittlerer Hitze 7 Minuten backen.

3

Währenddessen die Gurken und Oliven klein würfeln, mit den Kräutern ver-mischen und mit Salz und Pfeffer abschmecken.

4

Den fertigen Toast aus dem Backofen nehmen, aufklap-pen und die Gurkensauce darauf verteilen. Toastschei-ben zusammenklappen und diagonal halbieren.

Für eine Portion
2 Scheiben
Vollkorntoast
30 g Cheddar oder
Gouda
3 EL Gurken
3 schwarze Oliven
1 EL italienische
Kräuter, tiefgekühlt
Salz, Pfeffer

TOAST MIT MOZZARELLA

Zutaten

Für eine Portion
2 Scheiben
Vollkorntoast
50 g Mozzarella
1 Tomate
1 Frühlingszwiebel
Einige Blättchen
Basilikum, fein
geschnitten
Salz, Pfeffer

1

Eine Scheibe Vollkornbrot mit dünnen Mozzarellascheiben belegen und mit der zweiten Scheibe bedecken. Tomate und Frühlingszwiebel in feine Scheiben schneiden. Basilikum fein schneiden.

2

Den Toast auf ein Backblech legen und im vorgeheizten Ofen bei mittlerer Hitze 7 Minuten backen.

3

Den fertigen Toast aus dem Backofen nehmen, aufklappen und mit Tomaten, Frühlingszwiebel und Basilikum belegen. Leicht mit Salz und Pfeffer bestreuen. Toastscheiben zusammenklappen und diagonal halbieren.

TOAST MIT CAMEMBERT

Zutaten

Für eine Portion
2 Scheiben
Vollkorntoast
40 g Camembert
(45% Fett), in dün-
nen Scheiben
2 EL Tomaten,
1/4 rote Paprika
1 TL Zwiebeln
1 Prise Thymian
Salz, Pfeffer
1 Salatblatt
2 EL Kresse

1

Eine Scheibe Vollkorntoast mit Käse belegen und mit der zweiten Scheibe bedecken.

2

Den Toast auf ein kleines Backblech legen und im vorgeheizten Ofen bei mittlerer Hitze 7 Minuten backen.

3

Währenddessen Tomaten und Paprika klein würfeln, Zwiebeln fein hacken und mit Thymian vermischen, mit Salz und Pfeffer abschmecken.

4

Den fertigen Toast aus dem Backofen nehmen, aufklappen und mit dem Salatblatt belegen, mit der Paprikamischung bestreichen, die Kresse darauf streuen. Toastscheiben zusammenklappen und diagonal halbieren.

MEXIKANISCHER TOAST

1

Beide Toastscheiben mit Butter bestreichen, eine Scheibe mit Käse belegen und sie mit der zweiten Scheibe bedecken.

2

Den Toast auf ein kleines Backblech legen und im vorgeheizten Ofen bei mittlerer Hitze 7 Minuten backen.

3

Währenddessen die Tomaten klein würfeln und die Frühlingszwiebel in feine Ringe schneiden, mit fein gehacktem Knoblauch, Chili, Oregano und Paprika vermischen und mit Salz und Pfeffer abschmecken.

4

Den fertigen Toast aus dem Backofen nehmen, aufklappen und mit Salatblatt und Gurken belegen, mit der Tomatensauce bestreichen. Toastscheiben zusammenklappen und diagonal halbieren.

Zutaten

Für eine Portion
2 Scheiben
Vollkorntoast
1 TL Butter
30 g Gouda
(30% Fett), in
dünnen Scheiben
1 Tomate
1 Frühlingszwiebel
1/2 Knoblauchzehe
1 gute Prise Chili
1 Prise Paprika,
edelsüß
1 Prise Oregano
Salz, Pfeffer
1 Salatblatt
6 Gurkenscheiben

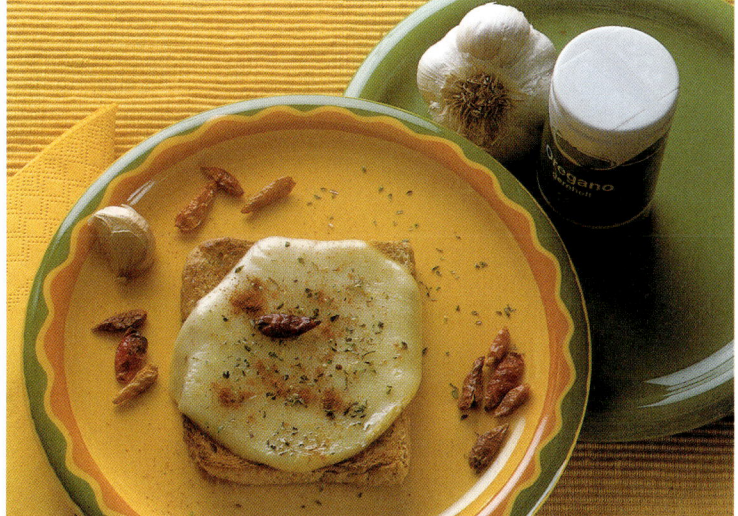

Mexikanischer Toast: das ideale Gericht für einen warmen Sommerabend.

Zutaten

TOFUTOAST SHANGHAI

Für eine Portion
1 Tomate
1 Frühlingszwiebel
4 EL Karotten
1 TL Zitronensaft
2 TL Sojasauce
1 TL scharfer Senf
100 g Tofu
2 Scheiben
Vollkorntoast
2 Salatblätter
2 EL Kresse

1

Die Tomate in dünne Scheiben schneiden. Karotte grob raspeln. Die Frühlingszwiebel in feine Ringe schneiden. Sojasauce mit Senf verrühren und die Tofuscheiben mit der Soja-mischung bestreichen.

2

Tofu auf die beiden Scheiben Vollkorntoast legen. Den Toast auf ein kleines Backblech legen und im vorgeheizten Ofen bei mittlerer Hitze 10 Minuten überbacken.

3

Die Karotten mit dem Zitronensaft vermischen.

4

Die fertigen Toasts aus dem Backofen nehmen und mit Salatblättern, Tomatenscheiben, Karotten, Frühlingszwiebel und Kresse garnieren. Bei Bedarf mit ein paar Tropfen Sojasauce würzen.

TOFU

Tofu (Sojaquark) ist reich an hochwertigen Eiweißen, Vitaminen und Mineralstoffen. Man kann ihn marinieren, kochen, überbacken, Suppen oder Gemüseeintöpfen beifügen und Saucen verfeinern. 100 Gramm des vielseitigen Tofu enthalten übrigens nur 76 Kalorien.

VOLLKORNTOAST AUS DEM GEFRIERFACH

Tiefgefroren ist Vollkorntoast jederzeit griffbereit. Verpacken Sie den Toast in einem Plastikgefrierbeutel, dann kleben die Scheiben nicht zusammen und können einzeln entnommen werden. Vollkorntoast kann man in den Toaster geben, ohne ihn vorher aufzutauen.

Nudelgerichte

Nudelgerichte sind schnell gemacht und darum besonders gut für die Diät geeignet. Die meisten Saucen sind zubereitet, während die Nudeln kochen. Probieren Sie zur Abwechslung auch mal Vollkornnudeln aus Hirse, Soja oder Buchweizen.

Wenn Sie den Käse sehr fein reiben, kommt mit nur zwei Teelöffeln davon viel herzhaftes Aroma ans Essen.

PRAXISTIPP

Ein kleiner Trick, wie Sie mit wenig Fett einen runden Geschmack in die Nudelsauce bringen können:

Braten Sie zarte Frühlingszwiebeln anstatt der harten, oft sehr scharf schmeckenden Gemüsezwiebeln.

SPAGETTI MIT SPINAT UND GORGONZOLA

Zutaten

1
Nudeln in reichlich Salzwasser bissfest kochen.

2
Die passierten Tomaten mit Oregano, Thymian, Basilikum und Pfeffer in einem Topf erhitzen und zugedeckt 2 Minuten köcheln lassen.

3
Spinat mit etwas Salz in einen großen Topf geben. Zugedeckt in ca. 2 Minuten bei mittlerer Hitze zusammenfallen lassen.

4
Spinat in einem Sieb abtropfen lassen (tiefgekühlten Spinat über Wasserdampf auftauen), leicht ausdrücken und in mundgerechte Stücke schneiden.

5
Die heißen, gut abgetropften Nudeln mit der Tomatensauce, dem Spinat und dem Gorgonzola vermischen.

Für eine Portion
60 g Vollkornspagetti
Salz
100 ml passierte Tomaten
Jeweils 1 Prise Oregano, Thymian, Basilikum
Pfeffer
200 g Spinat
20 g Gorgonzola

NUDELN MIT PAPRIKA-TOMATEN-SAUCE

Zutaten

Für eine Portion
1 TL Olivenöl
1 Knoblauchzehe
1 rote Paprika
200 g geschälte
Tomaten aus der
Dose
1 TL Oregano
Pfeffer, Salz
50 g Vollkorn-
spagetti
2 TL Parmesan
(10 g), fein gerieben

1
Öl in einer kleinen beschich-
teten Pfanne erhitzen.
Knoblauch fein hacken,
Paprika sehr klein würfeln.

2
Knoblauch unter Rühren
kurz anbraten, Paprika
dazugeben, leicht salzen
und unter Rühren 2 Minuten
braten.

3
Die Paprika zugedeckt
6 Minuten dünsten.
Die zerkleinerten Tomaten
hinzufügen und mit
Oregano würzen.

4
Das Gemüse in
8 Minuten zu einer
dicken Sauce einkochen
lassen und mit
Salz und Pfeffer
abschmecken.

5
Währenddessen die
Nudeln bissfest kochen.

6
Die heißen, gut
abgetropften Nudeln
mit der Paprika-Tomaten-
Sauce vermischen
und mit Parmesan
bestreuen.

NUDELN MIT PILZSAUCE

Zutaten

Für eine Portion
50 g Vollkorn-
nudeln
Salz
1 Frühlingszwiebel
1 Knoblauchzehe
200 g Cham-
pignons
1 TL Olivenöl

1
Die Nudeln in reichlich
Salzwasser bissfest
kochen. Frühlings-
zwiebel in feine Ringe
schneiden. Knoblauch
fein hacken.
Champignons in dünne
Scheiben schneiden.

2
Öl in einer kleinen be-
schichteten Pfanne er-
hitzen. Die Frühlings-
zwiebel darin andünsten,
den Knoblauch beigeben
und unter Rühren kurz
anbraten. Dann die
Champignons hinzufügen

und unter Rühren weitere 3 Minuten braten, leicht salzen. Tomaten dazugeben und mit Pfeffer würzen.

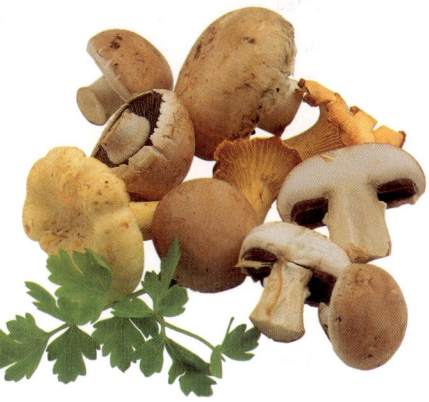

3

Das Gemüse in 6 Minuten zu einer dicken Sauce einkochen lassen. Die italienischen Kräuter in die Sauce rühren.

4

Die heißen, gut abgetropften Nudeln mit der Pilzsauce vermischen und mit dem Parmesan bestreuen.

100 g geschälte Tomaten
Pfeffer
1 EL italienische Kräuter, tiefgefroren
2 TL Parmesan, gerieben

CHINESISCHE NUDELN

1

Nudeln in reichlich Salzwasser bissfest kochen. Paprika und Lauch in feine Streifen schneiden. Frühlingszwiebel in feine Ringe schneiden. Tofu klein würfeln. Petersilie fein hacken.

2

Öl in einer kleinen beschichteten Pfanne erhitzen. Fein gehackten Knoblauch und Ingwer kurz anbraten. Paprika hinzufügen, leicht salzen und unter Rühren 3 Minuten braten. Lauch dazugeben, nochmals leicht salzen und unter Rühren weitere 3 Minuten braten. Den Tofu dazugeben und unter Rühren kurz erhitzen.

3

Die heißen, gut abgetropften Nudeln zu dem Gemüse in die Pfanne geben und vermischen. Kurz unter Rühren braten und mit Sojasauce und Chili würzen. Die Nudeln mit Petersilie garnieren und servieren.

Zutaten

Für eine Portion
50 g Vollkornspagetti
Salz
1/2 rote Paprika
100 g Lauch
2 Frühlingszwiebeln
50 g Tofu
1/2 EL Petersilie
1 TL ÖL
1 Knoblauchzehe
1/2 TL Ingwer
1 TL Sojasauce
1 Prise Chili

HÖRNCHENNUDELN MIT BROKKOLI

Zutaten

Für eine Portion
1 TL Öl
200 g geschälte
Tomaten (Dose)
Salz, Pfeffer
150 g Brokkoli,
(auch tiefgefroren)
50 g Vollkorn-
hörnchennudeln
1 EL italienische
Kräuter, tief-
gefroren
4 schwarze Oliven
1 TL Kapern
10 g Parmesan

1
Öl in einer kleinen beschichteten Pfanne erhitzen. Tomaten hinzufügen, leicht salzen und in 7 Minuten zu einer Sauce einkochen.

2
Den Brokkoli in einem Siebeinsatz zugedeckt über Wasserdampf etwa 8 Minuten garen. Die Röschen sollen weich sein, aber noch einen leichten Biss haben.

3
Währenddessen die Nudeln in reichlich Salzwasser bissfest kochen.

4
Die heißen, gut abgetropften Nudeln mit der Tomatensauce, dem Brokkoli, den Kräutern, den fein gehackten Kapern und den Oliven vermischen. Mit Pfeffer würzen und mit dem geriebenem Parmesan bestreuen.

SOMMERSPAGETTI MIT KALTER TOMATEN-SAUCE

Zutaten

Für eine Portion
200 g reife Tomaten
1/2 Knoblauchzehe
10 Blatt Basilikum
Salz, Pfeffer
1 TL Olivenöl
60 g Vollkornnudeln
Salz, Pfeffer

1
Tomaten abziehen, Kerne entfernen. Tomaten in sehr kleine Würfel schneiden. Knoblauch fein hacken. Basilikum in feine Streifen schneiden.

2
Tomaten, Knoblauch, Basilikum und Olivenöl

vermischen. Die Sauce mit Pfeffer und Salz abschmecken.

3
Spagetti in reichlich Salzwasser al dente kochen, abgießen, gut abtropfen lassen. Die heißen Nudeln mit der kalten Sauce vermischen.

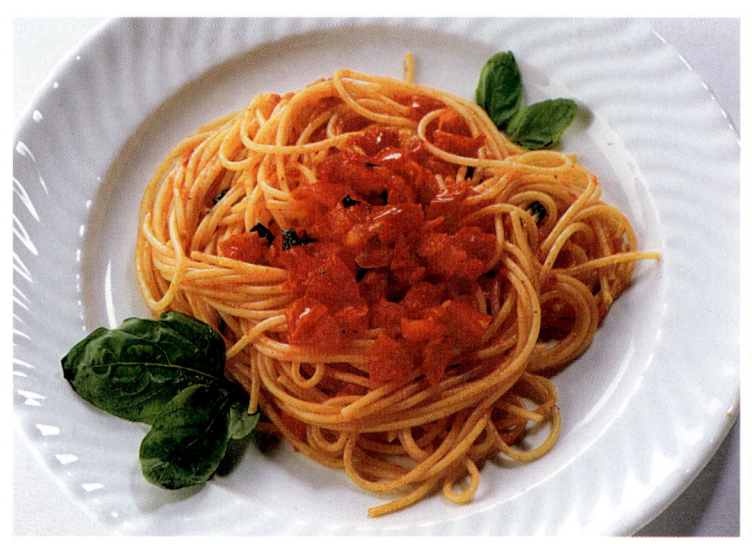

PENNE MIT ZUCCHINI

1

Die Penne in reichlich Salzwasser bissfest kochen. Knoblauchzehe, Petersilie und Basilikum fein hacken. Zucchini klein würfeln. Frühlingszwiebeln in feine Ringe schneiden. Tomaten abziehen und in Stücke schneiden.

2

Olivenöl in einer kleinen beschichteten Pfanne erhitzen, den Knoblauch kurz darin anbraten, Zucchini hinzufügen und unter Rühren 1 Minute braten. Frühlingszwiebeln dazugeben und unter Rühren eine weitere Minute braten. Tomate hinzufügen, die Basilikumblättchen klein zupfen, ebenfalls untermischen und alles leicht salzen. Die Gemüse zugedeckt 3 Minuten dünsten.

3

Die heißen, gut abgetropften Nudeln mit Gemüse und Petersilie vermischen und mit dem Parmesan bestreuen.

Zutaten

Für eine Portion
50 g Vollkornpenne
Salz
1 TL Olivenöl
1 Knoblauchzehe
150 g Zucchini
2 Frühlings-
zwiebeln
1 Tomate
Einige Blättchen
Basilikum
1/2 EL Petersilie
10 g Parmesan
(2 TL)

SPAGETTI GÄRTNERIN

Zutaten

Für eine Portion
1 TL Olivenöl
1 Knoblauchzehe
1/2 rote Paprika
1 EL Karotte
1 kleiner Stiel
Stangensellerie
2 Tomaten
Salz, Pfeffer
50 g Vollkorn-
spagetti
1 EL Basilikum,
fein geschnitten
10 g Emmentaler
(2 TL)

1

Öl in einer kleinen beschichteten Pfanne erhitzen. Paprika, Karotte und Stangensellerie sehr klein würfeln. Tomaten abziehen und in Stücke schneiden.

2

Fein gehackten Knoblauch in Öl unter Rühren kurz anbraten. Paprika, Karotten und

Sellerie dazugeben, 3 Minuten anbraten. Das Gemüse zudecken und weitere 3 Minuten bei milder Hitze dünsten.

3

Die Tomaten untermischen und alles in 5 Minuten zu einer Sauce einkochen. Mit Pfeffer würzen.

4

Die heißen, gut abgetropften Spagetti mit der Gemüse-sauce vermischen. Vor dem Servieren mit Basilikum und fein geriebenem Emmentaler bestreuen.

Gemüse und Kräuter machen Spagetti Gärtnerin zum Genuss.

68

JAPANISCHER NUDELTOPF

1

Die Spagetti in reichlich Salzwasser bissfest kochen. Sellerie und Tofu klein würfeln, Lauch in feine Ringe schneiden. Karotten in feine Scheiben schneiden. Petersilie fein hacken.

2

In einem kleinen Topf Gemüsebrühe mit fein geriebenem Ingwer zum Kochen bringen. Karotten, Lauch und Sellerie hinzufügen, zugedeckt 7 Minuten köcheln lassen. Den Tofu dazugeben und zugedeckt weitere 2 Minuten köcheln lassen.

3

Die heißen, gut abgetropften Spagetti in die Gemüsesuppe rühren.

4

Alles vom Herd nehmen, mit Sojasauce würzen und mit der Petersilie garnieren.

Zutaten

Für eine Portion
60 g Vollkorn-
spagetti
Salz
100 g Karotten
100 g Lauch
50 g Sellerie
300 ml Gemüse-
brühe
1/2 TL Ingwer
50 g Tofu
1 TL Sojasauce
1 TL Petersilie

NUDELN MIT SCHNITTLAUCH UND EI

1

Nudeln in reichlich Salzwaser bissfest kochen. In ein Sieb abgießen und gut abtropfen lassen.

2

Das Ei verquirlen, mit Salz und Pfeffer würzen. Butter in einer kleinen beschichteten Pfanne erhitzen.

3

Darin die Nudeln kurz anbraten, das Ei dazugeben und unter Rühren braten, bis das Ei stockt.

4

Nudeln mit Salz und Pfeffer abschmecken und anschließend mit Schnittlauch bestreuen.

Zutaten

Für eine Portion
50 g Vollkorn-
nudeln
1 Ei
Salz, Pfeffer
1 TL Butter
1 EL Schnittlauch,
fein geschnitten

NUDELN MIT LAUCH UND PILZEN

Für eine Portion
50 g Vollkorn-
nudeln
Salz
1 EL Petersilie
100 g Lauch
100 g Champignons
1 TL Butter
1 Prise Thymian
Pfeffer
10 g Emmentaler
(2 TL)

1

Nudeln in reichlich
Salzwasser bissfest kochen.
Petersilie fein hacken.
Lauch längs halbieren und
in feine Streifen schneiden.
Champignons in dünne
Scheiben schneiden.
Emmentaler fein reiben.

2

Butter in einer kleinen beschichteten Pfanne
erhitzen, Petersilie und
Lauch hinzufügen und alles
2 Minuten braten.

3

Champignons hinzufügen,
3 Minuten braten, dabei ab
und zu umrühren. Alles
leicht salzen, mit Thymian
würzen und zugedeckt
3 Minuten bei milder Hitze
dünsten.

4

Die heißen, gut
abgetropften Nudeln mit
dem Gemüse vermischen.
Mit dem geriebenen
Emmentaler bestreuen und
heiß servieren.

**Das Zwiebel-
gewächs Lauch
gibt Nudeln mit
Champignons die
herzhafte Note.**

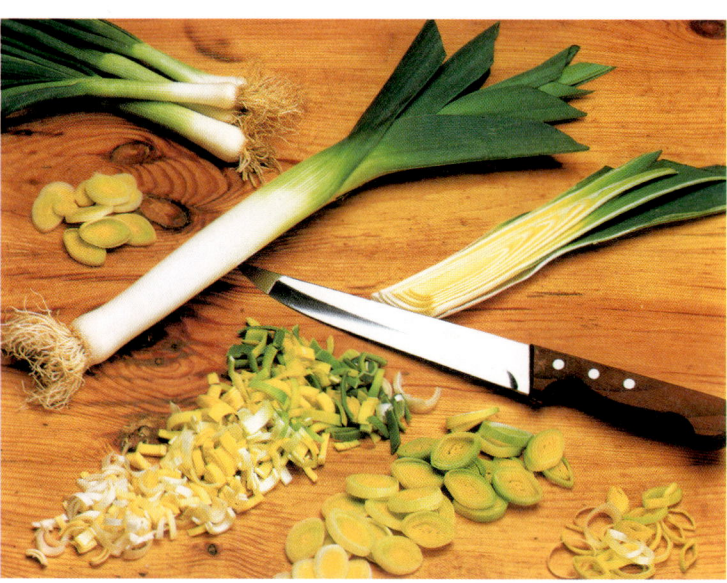

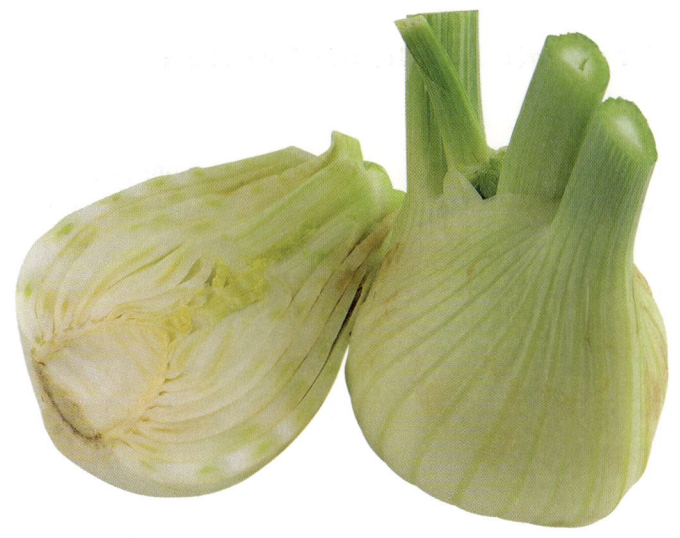

Fenchel ist eine äußerst vielseitige Gemüseknolle.

NUDELN MIT FENCHEL UND CHAMPIGNONS

1

Champignons in feine Scheiben schneiden. Fenchel in feine Streifen schneiden. Frühlingszwiebel in feine Ringe schneiden. Petersilie fein hacken.

2

Öl in einer kleinen, beschichteten Pfanne erhitzen. Frühlingszwiebeln und Fenchel dazugeben, unter Rühren kurz anbraten. Champignons dazugeben, leicht salzen, unter Rühren 2 Minuten braten. Gemüsebrühe hinzufügen, mit Basilikum und Muskat würzen, das Gemüse zugedeckt 5 Minuten dünsten.

3

Nudeln in reichlich Salzwasser bissfest kochen, abgießen, gut abtropfen lassen.

4

Die heißen Nudeln mit Sauerrahm und Gemüse vermischen, mit Pfeffer abschmecken, mit Petersilie bestreuen.

Zutaten

Für eine Portion
150 g Champignons
100 g Fenchel
1 Frühlingszwiebel
1/2 EL Petersilie
Salz
50 g Vollkornnudeln
1/2 TL Öl
2 EL Gemüsebrühe
1/2 TL Basilikum
1 Prise Muskat
1 EL Sauerrahm
(10% Fett)
Pfeffer

NUDELN, MIT SPINAT, TOMATE UND SCHAFSKÄSE

Für eine Portion
200 g junger Spinat
oder tiefgekühlter
Blattspinat
1 kleine Tomate
20 g Schafskäse
50 g Vollkornnudeln
Salz
1/2 TL Olivenöl
1 EL tiefgekühlte,
italienische Kräuter
Pfeffer

1

Gewaschenen Spinat gut abtropfen lassen (tiefgekühlten Spinat auftauen). Tomate in kleine Würfel schneiden. Schafskäse fein reiben.

2

Vollkornnudeln in reichlich Salzwasser bissfest kochen.

3

Eine große, beschichtete Pfanne mit Öl ausstreichen.

Spinat in die Pfanne geben, leicht salzen. Spinat mit zwei Kochlöffeln ständig wenden, bis die Blätter zusammenfallen. (Tiefgekühlten Spinat unter Rühren kurz erhitzen.)

4

Die heißen, gut abgetropften Nudeln mit Spinat, Tomatenwürfeln, Kräutern und Schafskäse vermischen. Mit Salz und Pfeffer abschmecken.

NUDELN MIT ZUCCHINI UND KAROTTEN

Für eine Portion
100 g Karotten
150 g Zucchini
1 kleine Tomate
1/2 Knoblauchzehe
1 Frühlingszwiebel
1 El Petersilie (2 TL)
10 g Parmesan
50 g Vollkornnudeln
Salz
1/2 TL Olivenöl

1

Karotte grob reiben. Zucchini in sehr kleine Würfel schneiden. Tomate in kleine Würfel schneiden. Knoblauch und Petersilie fein hacken. Frühlingszwiebel in feine Ringe schneiden. Parmesan fein reiben.

2

Nudeln in reichlich Salzwasser bissfest kochen.

3

Öl in einer kleinen, beschichteten Pfanne erhitzen. Frühlingszwiebel, Knoblauch und Karotten hinzufügen, leicht salzen, unter Rühren 3 Minuten braten. Zucchini dazugeben, unter Rühren 3 Minuten braten. Tomatenwürfel untermischen, kurz erhitzen.

4

Die heißen, gut abgetropften Nudeln mit Parmesan, Gemüse und Petersilie vermischen, mit Salz und Pfeffer abschmecken.

Zucchini und Karotten – Farbtupfer für ein sommerliches Nudelgericht.

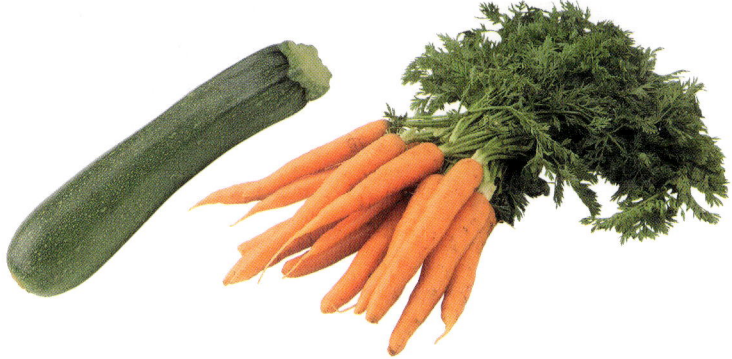

NUDELN MIT BROKKOLI UND SENFCREME

1

Brokkoli in kleine Röschen zerteilen. Schnittlauch fein schneiden. Petersilie und Kapern fein hacken.

2

Brokkoli zugedeckt in einem Dämpfeinsatz über Wasserdampf in 8 Minuten garen. Der Brokkoli soll noch einen Biss haben.

3

In der Garzeit des Brokkolis die Nudeln in reichlich Salzwasser bissfest kochen. Sauerrahm mit 2 EL Nudelkochwasser, Kräutern, Kapern und Senf glatt rühren. Die Sauce mit Salz und Pfeffer abschmecken.

4

Die heißen, gut abgetropften Nudeln mit Senfsauce und Brokkoli vermischen.

Zutaten

Für eine Portion
1 kleiner Brokkoli
Je 1 EL Schnittlauch, Petersilie und Kapern
50 g Vollkornnudeln
Salz, Pfeffer
1 Becher Sauerrahm
2 EL Senf, mittelscharf

NUDELN MIT SPARGELCREME

Zutaten

Für eine Portion
300 g grüner
Spargel
1 EL Petersilie
300 ml
Gemüsebrühe
Salz
60 g Vollkornnudeln
1 EL Sauerrahm
1/2 TL Speisestärke

1
Spargel in 3 cm lange Stücke schneiden. Petersilie fein hacken.

2
Spargel in der Gemüsebrühe bissfest kochen. Abgießen, Gemüsebrühe auffangen. 2 EL Gemüsebrühe, die Hälfte des Spargels, Petersilie, Sauerrahm und Speisestärke im Mixer oder mit dem Mixstab fein

pürieren, die Sauce durch ein Sieb streichen.

3
Nudeln in reichlich Salzwasser bissfest kochen.

4
Spargelsauce erhitzen, Spargel hinzufügen, 1 Minute erhitzen. Die gut abgetropften, heißen Nudeln mit der Spargelsauce vermischen.

BÖHMISCHE KRAUTNUDELN

Zutaten

Für eine Portion
200 g Weißkraut
1 Frühlingszwiebel
1 TL Öl
60 g Vollkornnudeln
Salz, Pfeffer

1
Weißkraut in feine Streifen, Frühlingszwiebel in feine Ringe schneiden.

2
Öl in einer beschichteten Pfanne erhitzen. Frühlingszwiebel dazugeben, kurz unter Rühren anbraten. Kraut dazugeben, leicht salzen, kurz unter Rühren braten. Gemüse zugedeckt

10 Minuten bei milder Hitze dünsten.

3
Nudeln in Salzwasser bissfest kochen.

4
Die heißen, gut abgetropften Nudeln mit dem Kraut vermischen, mit Salz und Pfeffer abschmecken.

Gemüse und Beilagen mit 300 kcal

Ob Brokkoli mit grüner Sauce, Champignonpfanne oder Kohlrabi in Zitronensauce, die Gemüseportionen, die bei der Reisdiät gegessen werden, sind üppig bemessen. Dazu gibt es neben Reis auch Kartoffeln oder Vollkornbrot. Wenn Sie größere Portionen brauchen, um sich satt zu fühlen, sollten Sie diese Kombination bevorzugen und sich lieber bei den Fleischgerichten zurückhalten oder sie gleich etwas kleiner dosieren.

Bei Hunger die Gemüseportionen vergrößern und die Fleischmenge dafür reduzieren!

GEMÜSE, WENN'S SCHNELL GEHEN SOLL

Die Zubereitung von Spinat, Brokkoli, Bohnen oder Erbsen, auch tiefgefroren, macht überhaupt keine Arbeit.

Wenn Sie nur wenig Zeit haben, halten Sie sich in erster Linie an Rezepte, in denen diese Zutaten verwendet werden.

GRÜNE BOHNEN MIT TOMATEN

1

Die Knoblauchzehe fein hacken, die Tomaten abziehen und in kleine Stücke schneiden oder geschälte Tomaten aus der Dose verwenden. Die Bohnen in 3 cm lange Stücke schneiden.

2

Öl, Knoblauch und die Tomaten in einen Topf mit dickem Boden geben. Mit Oregano, Thymian, Pfeffer und Salz würzen. Alles in 5 Minuten zu einer Sauce einkochen.

3

Bohnen in Salzwasser bissfest kochen, abgießen und abtropfen lassen. Die Bohnen mit der Tomatensauce vermischen.

4

Zu dem Bohnen-Tomaten-Gemüse den Reis essen.

Zutaten

Für eine Portion
1 Knoblauchzehe
200 g Tomaten
150 g grüne Bohnen, auch tiefgekühlt
1/2 TL Olivenöl
1/4 TL Oregano
1/4 TL Thymian
Pfeffer, Salz
150 g gekochter Reis (50 g ungekocht)

GURKENRAHMGEMÜSE MIT REIS

Für eine Portion
1 Frühlingszwiebel
250 g Gurken
1 EL Dill
1 TL Butter
2 EL Gemüsebrühe
1/4 TL Liebstöckel
1 Prise Muskat
1 EL Sauerrahm
(10% Fett)
150 g gekochter Reis
(50 g ungekocht)
Salz, Pfeffer

1

Frühlingszwiebel in feine Ringe schneiden. Gurke in dünne Scheiben schneiden. Dill fein hacken.

2

Butter in einer kleinen, beschichteten Pfanne schmelzen. Frühlingszwiebeln dazugeben, kurz anbraten. Gurke und Gemüsebrühe hinzufügen,

mit Liebstöckel und Muskat würzen. Zugedeckt 8 Minuten dünsten. Gemüse mit Salz und Pfeffer abschmecken.

3

Gemüse vom Herd nehmen. Sauerrahm und Dill untermischen, mit Salz und Pfeffer abschmecken. Reis zum Gemüse essen.

ERBSEN-KARTOFFEL-GEMÜSE

Für eine Portion
200 g Kartoffeln
2 Frühlingszwiebeln
1 EL Petersilie
1 TL Butter
200 ml Gemüse-
brühe
Schale von einer un-
behandelten Zitrone
1 Prise Muskat
1/2 TL Liebstöckel
150 g tiefgekühlte,
junge Erbsen
1 TL Zitronensaft
Salz, Pfeffer

1

Kartoffeln in dünne Scheiben schneiden. Frühlingszwiebeln in feine Ringe schneiden. Petersilie fein hacken.

2

Butter in einem kleinen beschichteten Topf schmelzen. Frühlingszwiebeln kurz unter Rühren anbraten. Kartoffeln dazugeben, leicht salzen,

kurz anbraten. Mit Gemüsebrühe aufgießen, mit Zitronenschale, Muskat und Liebstöckel würzen. Zugedeckt 15 Minuten bei milder Hitze kochen. Erbsen unterrühren, zugedeckt 3 Minuten köcheln.

3

Gemüse vom Herd nehmen. Mit Zitronensaft, Salz und Pfeffer abschmecken, mit Petersilie bestreuen.

BROKKOLI MIT KRÄUTERSAUCE

Zutaten

1

Die Kartoffeln in der Schale weich dämpfen.

2

Gemüsebrühe zum Kochen bringen. Mit Muskat, Basilikum, etwas abgeriebener Zitronenschale und Pfeffer würzen. Den klein gewürfelten Sellerie hinzufügen und zugedeckt 7 Minuten bei geringer Hitze köcheln lassen, bis der Sellerie weich ist.

3

In die Selleriesauce Sauerrahm und die fein gehackte Petersilie geben und alles mit dem Mixstab fein pürieren.

4

Den Brokkoli zugedeckt in einem Siebeinsatz über Wasserdampf ca. 8 Minuten garen. Der Brokkoli soll weich sein, aber noch Biss haben.

5

Den Brokkoli in eine kleine Schüssel geben und mit der grünen Sauce übergießen. Dazu die gedämpften Kartoffeln essen.

Für eine Portion
200 g Kartoffeln
150 ml Gemüse-
brühe
1 Prise Muskat
1/4 TL Basilikum
1 Zitrone,
unbehandelt
3 EL Sellerie
40 g Sauerrahm
(10% Fett)
2 EL Petersilie
Pfeffer
250 g Brokkoli, in
kleinen Röschen

GEMÜSEEINTOPF VENEZIA

Zutaten

1

Das Öl in einem kleinen Topf mit dickem Boden erhitzen. Frühlingszwiebeln in feine Ringe schneiden. Knoblauchzehe fein hacken. Karotte in dünne Scheiben schneiden. Tomaten abziehen und würfeln.

2

Die Frühlingszwiebelringe und den Knoblauch im Öl unter Rühren kurz anbraten.

3

Mit Gemüsebrühe aufgießen, mit je einer Prise Oregano, Thymian und Pfeffer würzen.

Für eine Portion
1 TL Olivenöl
2 Frühlings-
zwiebeln
1 Knoblauchzehe
Gemüsebrühe
300 ml Je 1 Prise
Oregano, Thymian
und Pfeffer
100 g Karotten

100 g Brokkoli
1 EL frische Basili-
kumblätter, in
feinen Streifen
2 TL Parmesan,
gerieben
1 Scheibe Vollkorn-
brot (50 g)

4

Die Gemüsebrühe zum Kochen bringen, dann die Karotten dazugeben und zugedeckt 3 Minuten köcheln lassen. Den Brokkoli dazugeben und zugedeckt weitere 7 Minuten köcheln lassen. Dann die Tomaten dazugeben und alles noch

eine Minute köcheln lassen. Das Gemüse soll weich sein, aber noch einen leichten Biss haben.

5

Den fertigen Gemüseeintopf mit Basilikum und fein geriebenem Parmesan bestreuen und Vollkornbrot dazu essen.

Zutaten

BLUMENKOHLCURRY MIT REIS

Für eine Portion
1 Frühlingszwiebel
1 Knoblauchzehe
1/2 EL Petersilie
1 Tomate
1 TL Öl
1/2 TL frischer
Ingwer
250 g Blumenkohl,
in kleinen Röschen
1/2 TL Currypulver
150 ml Gemüse-
brühe
1 EL Jogurt
(1,5% Fett)
150 g gekochter
Reis (50 g unge-
kocht)

1

Die Frühlingszwiebel in feine Ringe schneiden. Die Knoblauchzehe und die Petersilie fein hacken. Die Tomate abziehen und klein würfeln. Öl in einem kleinen Topf mit dickem Boden erhitzen.

2

Frühlingszwiebel, Knoblauch und den fein geriebenen Ingwer kurz darin anbraten. Blumenkohl und Curry-pulver dazugeben und mit Gemüsebrühe aufgießen.

3

Die Blumenkohl-röschen zugedeckt ca. 12 Minuten bei milder Hitze dünsten. Der Blumenkohl soll weich sein, aber noch einen leichten Biss haben. Die Tomaten-würfel in die Gemüse-brühe rühren und alles kurz erhitzen.

4

Blumenkohlcurry mit fein gehackter Petersilie und Jogurt garnieren. Dazu Reis essen.

GRIECHISCHES GEMÜSERAGOUT

Zutaten

1

Die Frühlings-
zwiebel in feine Ringe, die
Paprika in feine Streifen
schneiden. Die
Knoblauchzehe fein
hacken. Zucchini in
1 cm dicke Scheiben
schneiden. Die Tomaten
abziehen und in kleine
Würfel schneiden.

2

Die Kartoffeln in Alufolie
einwickeln und
ca. 20 Minuten im vor-
geheizten Ofen bei
mittlerer Hitze backen.

3

Währenddessen das Öl in
einer kleinen beschichteten
Pfanne erhitzen. Darin
Frühlingszwiebel und
Knoblauch unter Rühren
kurz anbraten. Paprika
hinzufügen, leicht salzen
und auch unter Rühren
kurz anbraten.
Mit Gemüsebrühe
aufgießen, mit Thymian,

Oregano und Pfeffer
würzen. Das Gemüse
zugedeckt 5 Minuten bei
milder Hitze dünsten.

4

Dem Gemüse noch Zucchini
und Tomaten hinzufügen
und mit Salz abschmecken.
Alles zugedeckt weitere
5 Minuten dünsten.

5

Das Gemüse mit Jogurt und
Dill garnieren, dazu die
Ofenkartoffeln essen.

Für eine Portion
200 g Kartoffeln
1 TL Olivenöl
1 Frühlingszwiebel
1 Knoblauchzehe
1/2 rote Paprika,
150 g Zucchini
2 EL Gemüsebrühe
1 Prise Thymian
1 Prise Oregano
Salz, Pfeffer
150 g Tomaten
2 EL Jogurt
(1,5% Fett)
1 EL Dill

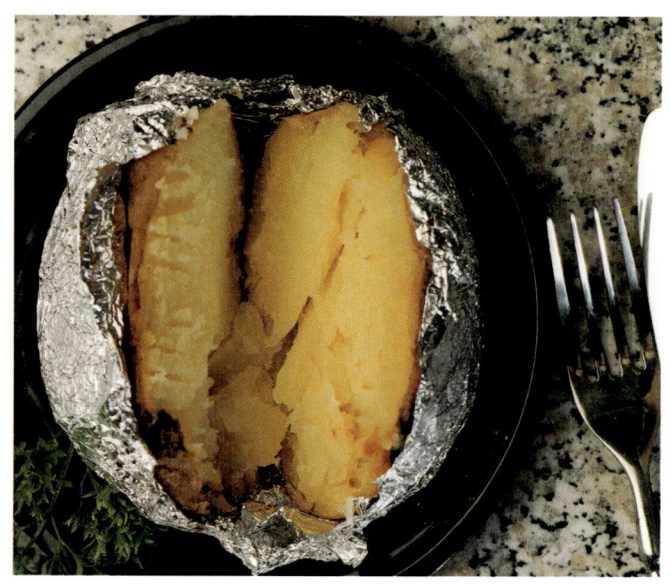

CHAMPIGNONPFANNE MIT REIS

Zutaten

Für eine Portion
1 TL Butter
1 Frühlingszwiebel
1 EL Petersilie
300 g
Champignons
1 Prise Thymian
Salz, Pfeffer
1 EL Sauerrahm
(10% Fett)
150 g gekochter
Reis (50 g unge-
kocht)

1

Die Frühlingszwiebel in kleine Ringe schneiden. Die Petersilie fein hacken. Die Champignons in dünne Scheiben schneiden. Butter in einer kleinen beschichteten Pfanne schmelzen.

2

Frühlingszwiebel und Petersilie kurz in der Butter andünsten, Champignons hinzufügen und unter Rühren kurz anbraten, leicht salzen und mit Thymian und Pfeffer würzen.

3

Die Champignons zugedeckt 5 Minuten bei milder Hitze dünsten, dann vom Herd nehmen und den Sauerrahm unterrühren. Zu der Champignonpfanne den gekochten Reis essen.

KOHLRABI IN ZITRONENSAUCE

Zutaten

Für eine Portion
200 g Kartoffeln
1 TL Butter
250 g junger
Kohlrabi
Salz
50 ml
Gemüsebrühe
1/2 TL Zitronensaft
Pfeffer
1/2 EL Dill
50 g Hüttenkäse
(20% Fett)

1

Die Kartoffeln in der Schale weich dämpfen. Kohlrabi in hauchdünne Scheiben schneiden.

2

Butter in einer kleinen Pfanne mit dickem Boden schmelzen. Die Kohlrabischeiben hinzufügen, leicht salzen und zugedeckt 5 Minuten bei milder Hitze im eigenen Saft dünsten.

3

Mit der Gemüsebrühe aufgießen und zugedeckt noch weitere 4 Minuten dünsten. Mit Zitronensaft und Pfeffer abschmecken.

4

Den Kohlrabi auf einem Teller anrichten, mit fein gewiegtem Dill und Hüttenkäse bestreuen und Pellkartoffeln dazu essen.

CHINESISCHE GEMÜSEPFANNE

1

Karotten sehr dünn stifteln. Lauch in feine Ringe, Champignons in Scheiben schneiden. Öl in einer beschichteten Pfanne erhitzen.

2

Knoblauch und Karotten hinzufügen und unter Rühren eine Minute anbraten. Lauch und Champignons hinzufügen, unter Rühren weitere 2 Minuten braten.

3

Das Gemüse leicht salzen und mit Wasser aufgießen. Zugedeckt 4 Minuten bei schwacher Hitze dünsten. Das Gemüse soll weich sein, aber noch einen leichten Biss haben.

4

Die Gemüsemischung mit Sojasauce und Chili würzen und den Reis dazu essen.

Zutaten

Für eine Portion
1 TL Öl
1 Knoblauchzehe
100 g Karotten
100 g Lauch
100 g Champignons
Salz
50 ml Wasser
1 Prise Chili
1–2 TL Sojasauce
150 g gekochter Reis (50 g unge-kocht)

SPINAT MIT JOGURT-KRÄUTER-SAUCE

1

Kartoffeln in Alufolie einwickeln und ca. 20 Minuten im vorgeheizten Ofen bei mittlerer Hitze backen.

2

Jogurt mit den italienischen Kräutern vermischen und mit Salz und Pfeffer abschmecken. Tomate abziehen und in kleine Würfel schneiden.

3

Den tropfnassen Spinat zusammen mit etwas Salz in einen großen Topf geben und zugedeckt bei mittlerer Hitze in ca. 2 Minuten zusammenfallen lassen. In einem Sieb abtropfen lassen (tiefgekühlten Blattspinat in einem Siebeinsatz über Wasserdampf auftauen).

Zutaten

Für eine Portion
200 g Kartoffeln
100 g Jogurt (1,5% Fett)
2 EL italienische Kräuter, tiefgekühlt
Salz, Pfeffer
300 g Blattspinat (auch tiefgekühlt)
1/2 Tomate

4

Den Spinat in mundgerechte Stücke schneiden und auf einem großen Teller anrichten. Mit der Jogurtsauce begießen und mit Tomatenwürfeln garnieren. Dazu die Ofenkartoffeln essen.

Frische Gartenkräuter geben vielen Gerichten erst den richtigen Pfiff!

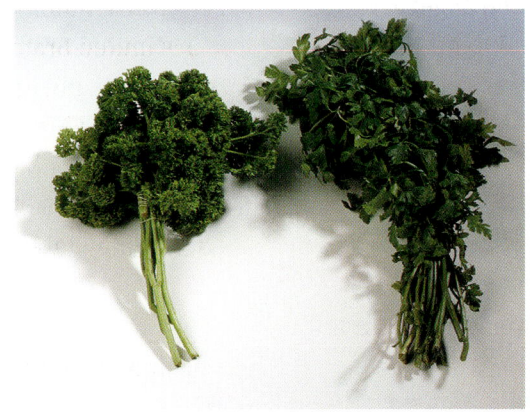

SPARGEL MIT KRÄUTERN

Zutaten

Für eine Portion
250 g Kartoffeln
500 g grüner Spargel
Salz
2 TL Butter
1 Zitrone
2 EL frische Kräuter (Basilikum, Petersilie, Kerbel, Dill)
Weißer Pfeffer

1

Die Kartoffeln in der Schale weich dämpfen. Die Kräuter fein schneiden.

2

Grüner Spargel muss nicht geschält werden, man schneidet nur die Schnittfläche etwas ab. Den Spargel in reichlich kochendem Salzwasser ca. 18 Minuten garen. Er soll weich sein, aber noch einen leichten Biss haben. Spargel aus dem Wasser heben.

3

150 ml vom Spargelkochwasser mit Butter, Zitronensaft und den Kräutern vermischen und mit Pfeffer abschmecken.

4

Die Sauce über den Spargel gießen. Dazu die Pellkartoffeln essen.

Tipp

Kurz gekocht schmeckt grüner Spargel auch hervorragend als Salat.

ITALIENISCHE PILZ-ZUCCHINI-PFANNE MIT NUDELN

Zutaten

Für eine Portion
100 g Zucchini
100 g Austernpilze
1 kleine Tomate
10 g Parmesan
(2 TL)
50 g Vollkornnudeln
Salz
1/2 TL Olivenöl
Pfeffer
1 EL tiefgefrorene,
italienische Kräuter

1

Zucchini und abgezogene Tomate in kleine Würfel schneiden. Austernpilze in feine Streifen schneiden. Parmesan fein reiben.

2

Nudeln in reichlich Salzwasser bissfest kochen.

3

Olivenöl in einer kleinen, beschichteten Pfanne erhitzen. Zucchini und Austernpilze unter Rühren 3 Minuten braten. Leicht salzen und pfeffern, zugedeckt 2 Minuten dünsten. Tomatenwürfel dazugeben, zugedeckt noch 3 Minuten dünsten.

4

Kräuter unter das Gemüse mischen. Gemüse mit Käse bestreuen. Nudeln dazu essen.

Für Hungrige: die fleischähnlich schmeckenden Pilze der Gemüsepfanne wirken stark sättigend.

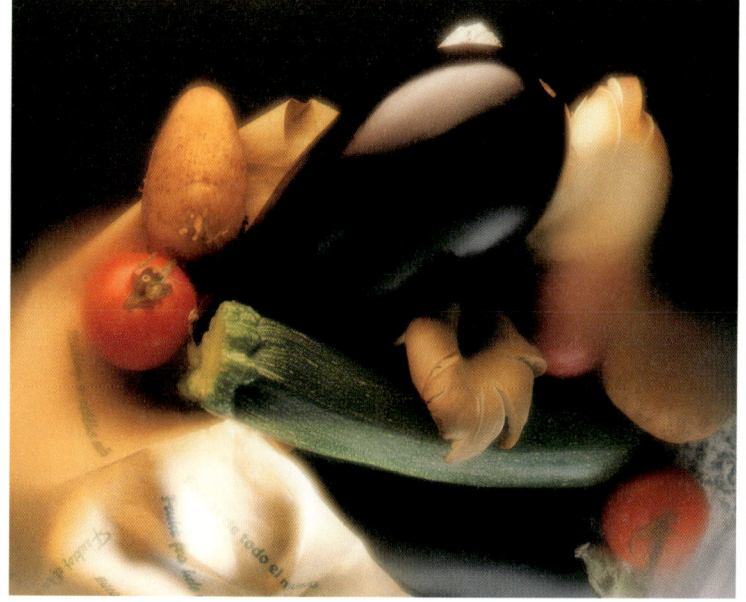

83

PAPRIKAKRAUT MIT OFENKARTOFFELN

Zutaten

Für eine Portion
200 g kleine
Kartoffeln
100 g Weißkraut
1 rote Paprika
2 Frühlingszwiebeln
1 TL Öl
1/2 TL Paprika,
edelsüß
1/2 TL Kümmel
150 ml Gemüse-
brühe
1 EL Sauerrahm
(10% Fett)

1

Kartoffeln in Alufolie wickeln, im Backofen ca. 30 Minuten bei mittlerer Hitze backen.

2

Weißkraut fein hobeln. Paprika in feine Streifen schneiden. Frühlingszwiebeln in feine Ringe schneiden.

3

Öl in einer kleinen, beschichteten Pfanne erhitzen. Frühlingszwiebeln dazugeben, unter Rühren kurz anbraten. Kraut und Paprika dazugeben, leicht salzen, unter Rühren 2 Minuten braten. Mit Paprikapulver und Kümmel bestreuen, alles gut vermischen. Mit Gemüsebrühe aufgießen. Zugedeckt 10 Minuten dünsten.

4

Gemüse vom Herd nehmen. Sauerrahm mit etwas Kochflüssigkeit glatt rühren, unter das Gemüse mischen. Kartoffeln zum Paprika-Kraut essen.

KAROTTEN IN JOGURTSAUCE MIT PELLKARTOFFELN

Zutaten

Für eine Portion
200 g Kartoffeln
250 g Karotten
1 Frühlingszwiebel
1 EL Petersilie
50 g Jogurt
2 geschälte Tomaten
aus der Dose
100 ml
Gemüsebrühe

1

Kartoffeln in der Schale weich dämpfen.

2

Karotten in 3 mm dünne Scheiben schneiden. Frühlingszwiebel in feine Ringe schneiden. Petersilie fein hacken. Jogurt, geschälte Tomaten und Gemüsebrühe mit dem Mixstab oder im Mixer fein pürieren. Sauce mit Basilikum und Muskat würzen. Kartoffeln dazu essen.

3

Butter in einem kleinen Topf mit beschichtetem Boden schmelzen. Frühlingszwiebeln und Karotten darin 4 Minuten andünsten, leicht salzen. Karotten mit der Jogurtsauce aufgießen. Zugedeckt 6 Minuten bei milder Hitze kochen. Ab und zu umrühren.

4

Das Gemüse mit Salz und Pfeffer abschmecken und mit der Petersilie bestreuen. Kartoffeln schälen, zu den Karotten essen.

1/2 TL Basilikum
1 Prise Muskat
1 TL Butter
Salz, Pfeffer
1/2 EL Petersilie

Pellkartoffeln mit Jogurt oder Quark sind eine tolle Kombination.

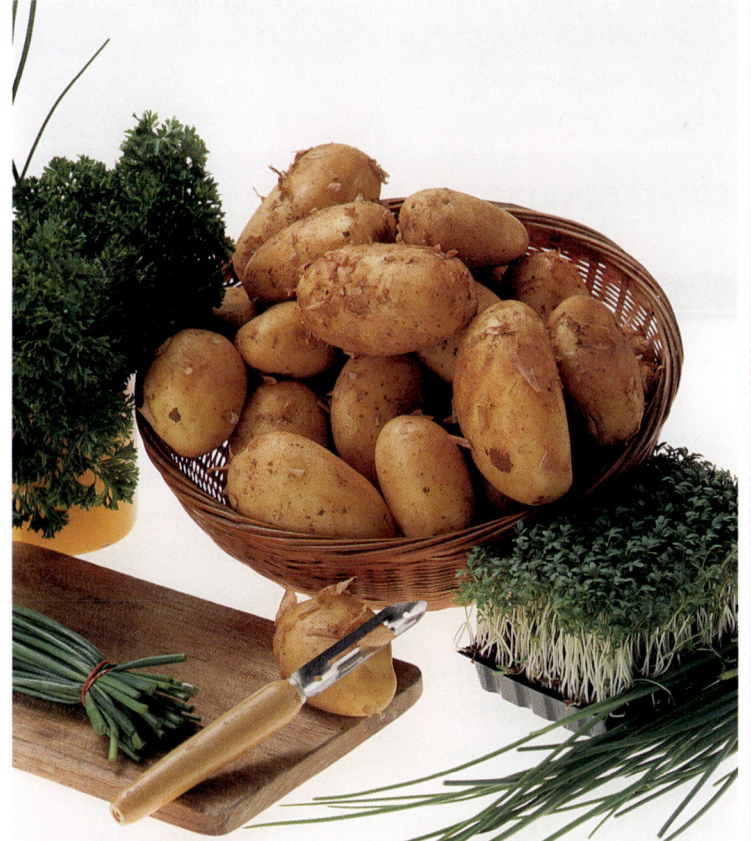

Ein leichter Risotto schmeckt mit vielerlei Gemüsesorten – ob mit Paprika oder Karotten, Zucchini oder Fenchel.

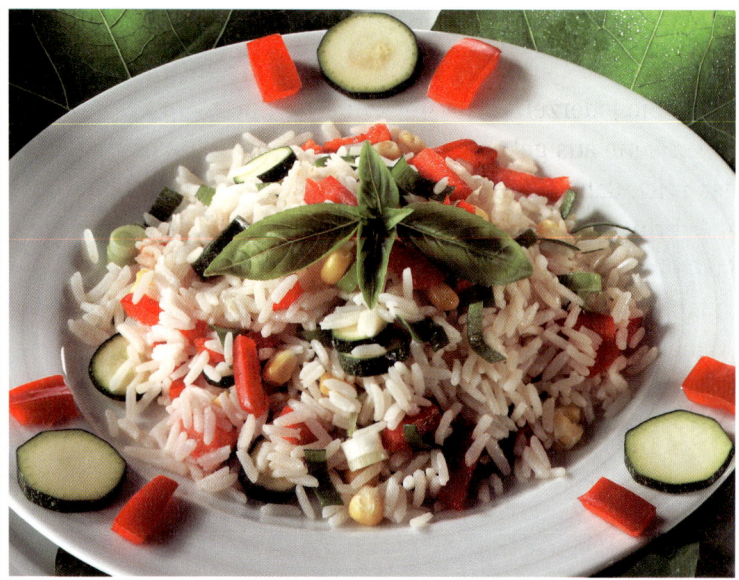

KAROTTENRISOTTO

Für eine Portion
200 g Karotten
1 EL Petersilie
10 g Parmesan
150 ml
Gemüsebrühe
150 g gekochter Reis
(50 g ungekochter)
1 Prise Muskat
Etwas abgeriebene
Schale von einer un-
behandelten Zitrone
1 TL Öl
1/2–1 TL Zitronen-
saft
Pfeffer

1

Karotten in feine Scheiben schneiden. Petersilie fein hacken. Parmesan fein reiben.

2

In einem kleinen Topf 100 ml Gemüsebrühe zum Kochen bringen. Den gekochten Reis dazugeben, mit Muskat und Zitronenschale würzen. Reis im offenen Topf erhitzen, bis die Flüssigkeit fast eingekocht ist.

3

Öl in einer beschichteten Pfanne erhitzen. Karotten dazugeben, mit der restlichen Gemüsebrühe aufgießen, zugedeckt 8 Minuten bei milder Hitze dünsten.

4

Karotten und Reis zugedeckt kurz erhitzen. Risotto mit Zitronensaft und Pfeffer abschmecken, mit Petersilie und Parmesan bestreuen.

Reisgerichte mit 300 kcal

Kochen Sie sich eine größere Portion Naturreis vor, dann haben Sie jederzeit die Grundzutat für eine Mahlzeit. Ein Gemüserisotto aus gekochtem Reis ist in 15 Minuten zubereitet. Der Trick dabei: Der Reis wird in wenig Gemüsebrühe nochmals erhitzt und die Flüssigkeit etwas eingeköchelt. Der Reis darf nicht zu trocken werden, denn ein Risotto soll leicht suppig sein. Das Gemüse wird in wenig Butter nur kurz angebraten, gut gewürzt und mit dem Reis vermischt.

RISOTTO MIT CHAMPIGNONS

1

In einem kleinen Topf die Gemüsebrühe zum Kochen bringen. Reis dazugeben, mit Muskat würzen. Reis im offenen Topf erhitzen, bis die Flüssigkeit fast eingekocht ist.

2

Frühlingszwiebel in feine Ringe, Champignons in dünne Scheiben schneiden. Karotte grob raspeln. Petersilie fein hacken.

3

Butter in einer kleinen beschichteten Pfanne erhitzen. Frühlingszwiebel und die Karotte darin unter Rühren kurz anbraten. Champignons dazugeben und unter Rühren weitere 3 Minuten braten. Nur leicht salzen.

4

Den Reis untermischen und unter Rühren kurz braten. Den Risotto mit Salz und Pfeffer abschmecken und vom Herd nehmen. Petersilie untermischen und mit Parmesan bestreuen.

Tipp

Muskat muss sparsam verwendet werden. Es genügt, mit der Nuss einmal über die Reibe zu fahren.

Zutaten

Für eine Portion
100 ml
Gemüsebrühe
150 g gekochter
Reis (50 g
ungekocht)
1 Prise Muskat
1 Frühlingszwiebel
2 EL Karotten
250 g Champignons
1 EL Petersilie
1 TL Butter
Pfeffer, Salz
10 g Parmesan
(2 TL), gerieben

RISOTTO MIT ZUCCHINI

Zutaten

*Für eine Portion
250 g Zucchini
Salz, Pfeffer
1 EL Petersilie
100 ml
Gemüsebrühe
150 g gekochter
Reis
(50 g ungekocht)
1 Prise Muskat
1 Zitrone,
unbehandelt
1 TL Butter
2 Frühlings-
zwiebeln
1 EL Parmesan,
fein gerieben*

Risotto mit Zucchini ist eine einfache und schnelle Reisvariante für Ihren Speiseplan.

1

Frühlingszwiebeln in feine Ringe schneiden. Zucchini sehr klein würfeln. Petersilie fein hacken. In einem kleinen Topf die Gemüsebrühe zum Kochen bringen und den Reis dazugeben. Mit Muskat und etwas abgeriebener Zitronenschale würzen. Den Reis im offenen Topf erhitzen, bis die Flüssigkeit fast eingekocht ist.

2

Butter in einer kleinen, beschichteten Pfanne erhitzen. Darin die Frühlingszwiebeln unter Rühren kurz anbraten. Dann die Zucchini unter Rühren 3 Minuten braten, leicht salzen. Die Zucchini dürfen nicht glasig werden und sollen noch einen guten Biss haben.

3

Den Reis mit dem Gemüse mischen, unter Rühren kurz braten. Den Risotto mit Salz und Pfeffer abschmecken, vom Herd nehmen. Petersilie untermischen, mit fein geriebenem Parmesan bestreuen und servieren.

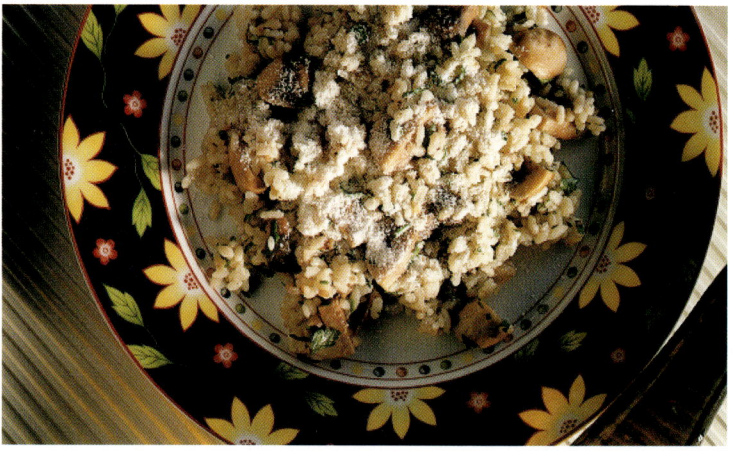

RISOTTO RUSTICO

1

Stangensellerie in feine Scheiben, Frühlingszwiebel in feine Ringe schneiden. Die Tomate abziehen und in kleine Stücke schneiden. Die Karotten grob raspeln. Das Basilikum fein schneiden.

2

In einem kleinen Topf die Gemüsebrühe zum Kochen bringen. Den Reis dazugeben und mit Muskat würzen. Den Reis im offenen Topf erhitzen, bis die Flüssigkeit fast eingekocht ist.

3

Butter in einer kleinen beschichteten Pfanne erhitzen. Sellerie, Karotten und Frühlingszwiebel darin unter Rühren kurz anbraten. Den Reis und die Tomatenstücke untermischen und unter Rühren kurz braten.

4

Risotto mit Salz und Pfeffer abschmecken und vom Herd nehmen, Petersilie untermischen und mit fein geriebenem Parmesan bestreut servieren.

Zutaten

Für eine Portion
100 ml
Gemüsebrühe
150 g gekochter
Reis (50 g
ungekocht)
1 Prise Muskat
1 TL Butter
1 kleiner Stiel
Stangensellerie
2 EL Karotten
1 Frühlingszwiebel
1 Tomate
1 EL Basilikum
Salz, Pfeffer
1 EL Petersilie
10 g Parmesan
(2 TL)

SPINATRISOTTO

1

Den tropfnassen Spinat mit etwas Salz in einen Topf geben und zugedeckt bei guter Hitze in 2 Minuten zusammenfallen lassen (tiefgekühlten Spinat zugedeckt in einem Sieb über Wasserdampf auftauen).

Spinat in einem Sieb abtropfen lassen, leicht ausdrücken und in mundgerechte Stücke schneiden.

2

In einem kleinen Topf die Gemüsebrühe zum Kochen bringen, den Reis dazu-

Zutaten

Für eine Portion
300 g frischer Blatt-
spinat (oder 200 g
tiefgefroren)
100 ml Gemüse-
brühe
150 g gekochter
Reis (50 g unge-
kocht)

89

1 Prise Muskat
1 Zitrone,
unbehandelt
1 TL Butter
2 Frühlings-
zwiebeln
2 EL Petersilie
Salz
10 g Emmentaler
(2 TL)

Zutaten

Für eine Portion
1 rote Paprika
150 g gekochter
Reis (50 g
ungekocht)
2 EL Petersilie
2 Frühlings-
zwiebeln
20 g Parmesan,
fein gerieben
2 EL Jogurt
(1,5% Fett)
1/4 TL Paprika,
edelsüß
Salz, Pfeffer
150 ml Gemüse-
brühe
2 EL Tomaten,
passiert
1/2 TL Oregano

geben, mit Muskat und etwas abgeriebener Zitronenschale würzen. Den Reis im offenen Topf erhitzen, bis die Flüssigkeit fast eingekocht ist.

3

Frühlingszwiebeln in feine Ringe schneiden. Butter in einer kleinen beschichteten Pfanne erhitzen und die Frühlingszwiebeln unter

Rühren anbraten. Spinat und fein gehackte Petersilie dazugeben, leicht salzen und etwa 2 Minuten anbraten.

4

Reis unter den Spinat mischen und alles noch einmal kurz erhitzen, dann auf einem Teller anrichten und mit fein geriebenem Emmentaler bestreuen.

MIT REIS GEFÜLLTE PAPRIKA

1

Von der Paprika einen Deckel abschneiden und die Kerne entfernen. Frühlingszwiebel in feine Ringe schneiden. Petersilie fein hacken.

2

Den Reis mit der Petersilie, den Frühlingszwiebeln, dem Käse, dem Jogurt und dem Paprikapulver gut vermischen. Anschließend das Gemisch mit Salz und Pfeffer abschmecken.

3

Die Masse in die Paprika füllen und die Schote mit dem abgeschnittenen Deckel abdecken.

4

Die passierten Tomaten, Gemüsebrühe und Oregano vermischen und dann in eine feuerfeste Form gießen. Die gefüllte Paprika in die Form setzen und im vorgeheizten Ofen bei mittlerer Hitze ca. 30 Minuten backen. Ab und zu mit der Tomatenbrühe begießen.

UNGARISCHER REIS

1

Frühlingszwiebel in feine Ringe schneiden. Knoblauch fein hacken. Paprika in sehr kleine Würfel schneiden. Tomaten in kleine Stücke schneiden.

2

In einem kleinen Topf die Gemüsebrühe zum Kochen bringen. Reis dazugeben. Reis im offenen Topf erhitzen, bis die Flüssigkeit fast eingekocht ist.

3

Öl in einer kleinen, beschichteten Pfanne erhitzen. Frühlingszwiebeln und Knoblauch dazugeben, unter Rühren kurz anbraten. Paprika hinzufügen, unter Rühren kurz anbraten, leicht salzen, zugedeckt 4 Minuten bei milder Hitze dünsten. Tomaten unterrühren, mit Paprikapulver, Chili und Oregano würzen, zugedeckt 5 Minuten dünsten.

4

Reis und Gemüse vermischen, nochmals kurz zugedeckt erhitzen. Ungarischen Reis auf einem Teller anrichten, mit Sauerrahm garnieren.

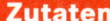

Zutaten

Für eine Portion
1 Frühlingszwiebel
1 Knoblauchzehe
1 rote Paprika
3 geschälte Tomaten
aus der Dose
150 ml Gemüse-
brühe
150 g gekochter Reis
(50 g ungekocht)
1 TL Öl
1/4 TL Paprika,
edelsüß
1 Prise Chili
1/4 TL Oregano
1 EL Sauerrahm
(10% Fett)

Ein pikant-feuriges Reis-gericht: Reis auf ungarische Art.

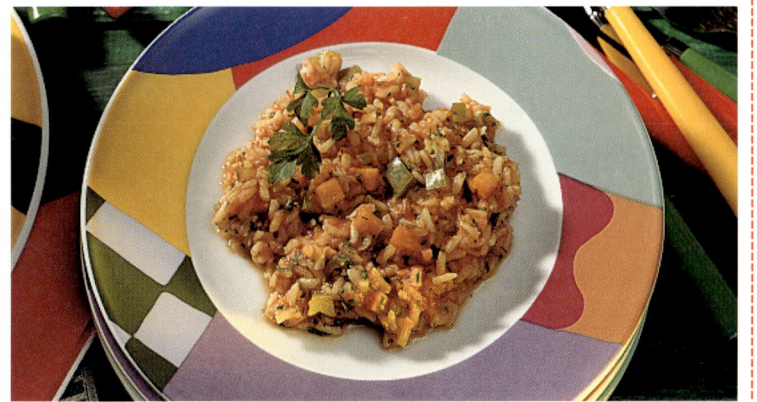

Zutaten

Für eine Portion
2 mittelgroße
Tomaten
150 g gekochter
Reis (50 g unge-
kocht)
20 g Schafskäse
1 Knoblauchzehe
1 EL Petersilie
1 EL Dill
Salz, Pfeffer
1 Prise Muskat

MIT REIS GEFÜLLTE TOMATEN

1

Von den Tomaten einen Deckel abschneiden und sie vorsichtig mit einem kleinen Löffel aushöhlen. Schafskäse in kleine Stücke teilen.

2

Reis mit Schafskäse, feingehacktem Knoblauch, Petersilie und Dill vermischen und mit je einer Prise Salz und Pfeffer und etwas Muskat abschmecken.

3

Die Reismasse in die Tomaten füllen und sie wieder mit dem Deckel abdecken, in eine beschichtete Form setzen und im vorgeheizten Ofen bei mittlerer Hitze 20 Minuten backen.

Zutaten

Für eine Portion
100 g Gemüsebrühe
150 g gekochter
Reis (50 g
ungekocht)
1/4 TL Ingwer
1 TL Öl
1 Knoblauchzehe
3 EL Karotten
1/4 rote Paprika
50 g Sojasprossen
50 g Zucchini
50 g Tofu
1 TL Sojasauce
1 Prise Chili
1 Frühlingszwiebel

CHINESISCHER GEMÜSEREIS MIT TOFU

1

In einem kleinen Topf die Gemüsebrühe zum Kochen bringen. Reis dazugeben, mit fein geriebenem Ingwer würzen. Den Reis im offenen Topf erhitzen, bis die Flüssigkeit fast eingekocht ist.

2

Knoblauchzehe fein hacken. Karotten grob raspeln. Paprika in feine Streifen, Frühlingszwiebel in feine Ringe schneiden. Zucchini und Tofu klein würfeln. Öl in einer kleinen beschichteten Pfanne erhitzen. Knoblauch, Karotten und Paprika dazugeben und unter Rühren kurz anbraten.

3

Sojasprossen, Zucchini und Tofu dazugeben. Unter Rühren braten. Mit Sojasauce und einer Prise Chili würzen.

4

Den Reis unter das Gemüse mischen und alles kurz erhitzen. Den fertigen Gemüsereis auf einen Teller geben und mit den Frühlingszwiebelringen bestreuen.

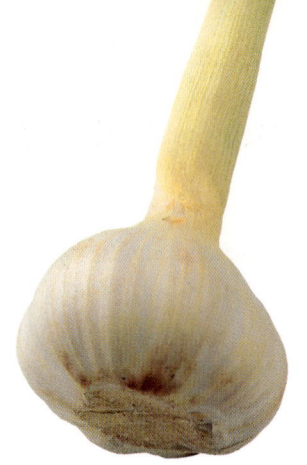

SPANISCHER REIS

1

In einem kleinen Topf die Gemüsebrühe zum Kochen bringen. Reis und Erbsen dazugeben, mit Safran und Lorbeer würzen. Reis im offenen Topf erhitzen, bis die Flüssigkeit fast eingekocht ist.

2

Knoblauchzehe und Petersilie fein hacken. Frühlingszwiebeln in feine Ringe, Paprika in sehr feine Streifen schneiden. Abgezogene Tomate und Stangensellerie würfeln.

3

Öl in einer kleinen beschichteten Pfanne erhit-

zen. Darin Knoblauch, Frühlingszwiebeln, Paprika und Stangensellerie unter Rühren kurz anbraten und leicht salzen. Die Tomatenwürfel dazugeben und das Gemüse zugedeckt bei milder Hitze 3 Minuten dünsten. Reis und Petersilie unter die Gemüsemischung geben und alles nochmal kurz erhitzen.

4

Das fertige Gericht auf einem Teller anrichten und mit den Oliven und dem Zitronenviertel garnieren.

Statt Safran können Sie auch eine Prise Curcuma (Gelbwurz) verwenden.

Für eine Portion
100 ml Gemüse-
brühe
150 g gekochter
Reis (50 g
ungekocht)
3 EL junge Erbsen,
tiefgefroren
1 Prise Safran
1 Lorbeerblatt
1 TL Olivenöl
1 Knoblauchzehe
2 Frühlings-
zwiebeln
1/2 rote Paprika
1 kleiner Stiel Stan-
gensellerie
1 Tomate
1 EL Petersilie
schwarze Oliven
1 Zitronenviertel
Salz

Zutaten

RISI-BISI

Für eine Portion
2 Frühlingszwiebeln
10 Blatt Basilikum
2 TL Parmesan
150 ml
Gemüsebrühe
150 g gekochter Reis
(50 g ungekocht)
Etwas abgeriebene
Schale von einer un-
behandelten Zitrone
1 Prise Muskat
150 g tiefgekühlte,
junge Erbsen

1

Frühlingszwiebeln in feine Ringe schneiden. Basilikum in feine Streifen schneiden. Parmesan fein reiben.

2

In einem kleinen Topf Gemüsebrühe zum Kochen bringen, mit Zitronenschale und Muskat würzen. Reis und Erbsen dazugeben, zugedeckt 3 Minuten köcheln lassen. Dann im geöffneten Topf noch etwas erhitzen, bis die Flüssigkeit fast eingekocht ist.

3

Risi-Bisi mit Basilikum und Parmesan vermischen.

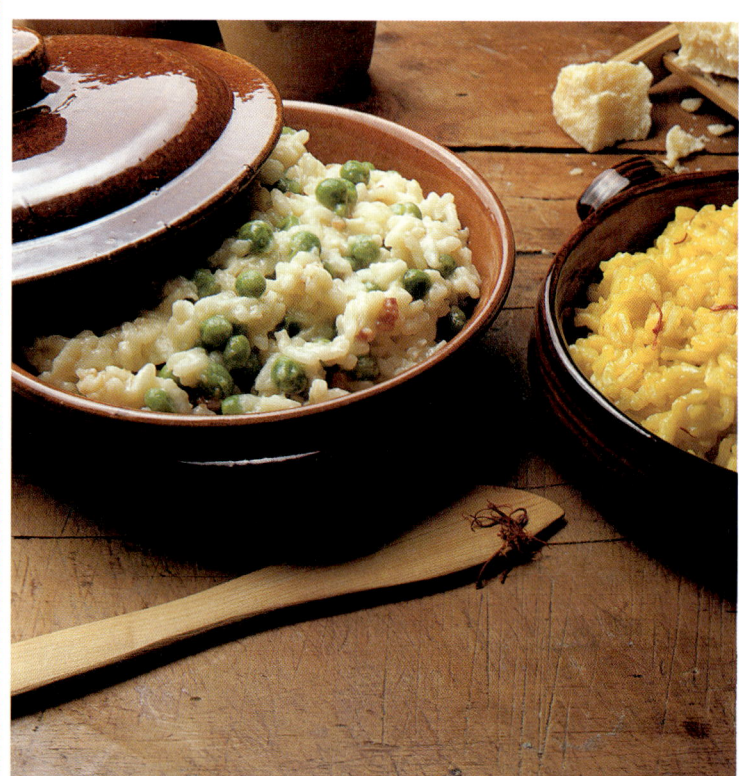

Risi-Bisi ist vor allem bei Kindern sehr beliebt.

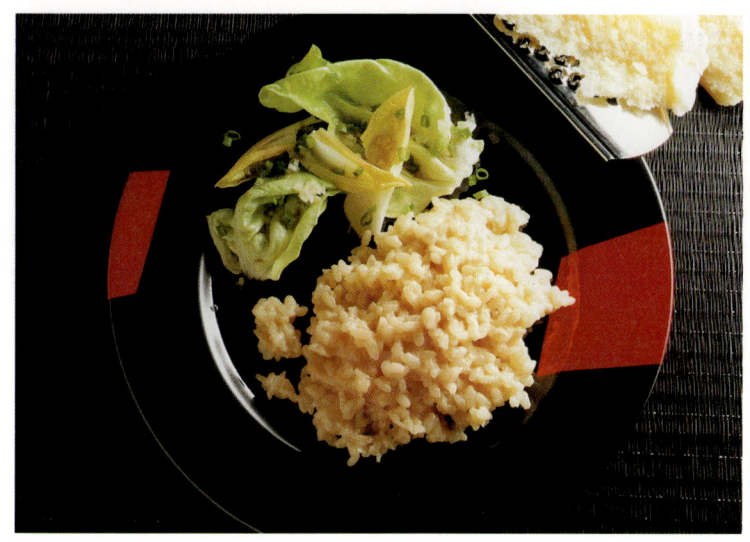

Mit Fenchel wird der Risotto zum Geschmackserlebnis.

FENCHELRISOTTO

1

Frühlingszwiebel in feine Ringe schneiden. Knoblauchzehe fein hacken, Fenchelknolle in feine Streifen schneiden. Tomate in kleine Stücke schneiden. Parmesan fein reiben.

2

In einem kleinen Topf 100 ml Gemüsebrühe zum Kochen bringen. Reis dazugeben. Reis im offenen Topf erhitzen, bis die Flüssigkeit fast eingekocht ist.

3

Öl in einer kleinen, beschichteten Pfanne erhitzen. Frühlingszwiebel und Fenchel hinzufügen. Restliche Gemüsebrühe und Tomate unterrühren, mit Basilikum würzen, zugedeckt 8 Minuten dünsten.

4

Reis und Gemüse vermischen, noch kurz zugedeckt erhitzen. Risotto mit Pfeffer abschmecken, mit Parmesan bestreuen.

Zutaten

Für eine Portion
1 Frühlingszwiebel
1 Knoblauchzehe
1 kleine Fenchel-
knolle
1 geschälte Tomate
aus der Dose
2 TL Parmesan
(10 g)
150 ml Gemüse-
brühe
150 g gekochter Reis
(50 g ungekocht)
1 TL Öl
1/4 TL Basilikum
Pfeffer

95

Fleisch- und Fischgerichte mit 300 kcal

Kochen ohne Fett ist durchaus möglich. Und für den Geschmack sorgen Gemüse und Kräuter.

Wenn Sie Appetit auf Fleisch haben, müssen Sie auch während der Reisdiät nicht darauf verzichten. Die Devise dabei lautet allerdings: mageres Fleisch, fettarm zubereitet. Zarte Hühnerbrust ohne Haut und saftige Truthahnschnitzel gehören dazu. Fleisch und Fisch werden vollkommen ohne Fett in Alufolie im Ofen gebacken. Dabei gibt man Gemüse und Kartoffeln praktischerweise gleich mit in das silberne Päckchen.

Fisch kann man ohne ein Gramm Butter und ohne einen Tropfen Öl auch im Dampf garen. Besonders empfehlenswert, weil es schnell zubereitet ist und köstlich schmeckt, ist ein Kabeljaufilet im Spinatbett.

Wer herzhafte Eintöpfe mit Gemüse und Huhn oder Fischtopf mit Tomaten gern mag, kommt auch auf seine Kosten. Zur Diät gehören Fleisch- und Fischgerichte mit viel Geschmack, und statt Fett werden reichlich Kräuter und Gewürze verwendet.

Zutaten

Für eine Portion
1 Stück Alufolie
(25 cm x 25 cm)
150 g Kartoffeln
100 g Karotten
100 g Champignons
Salz, Pfeffer
150 g Hühnerbrust
1 Frühlingszwiebel

HÜHNERBRUST MIT GEMÜSE AUS DER FOLIE

1

Kartoffeln und Karotten in sehr dünne Scheiben schneiden. Champignons in Scheiben schneiden. Das Gemüse in die Mitte der Alufolie geben und leicht salzen und pfeffern.

2

Die Hühnerbrust auf das Gemüsebett legen, salzen, pfeffern und mit den Frühlingszwiebelringen bestreuen. Die Alufolie über dem Fleisch gut zusammenfalten, damit keine Flüssigkeit entweichen kann.

3

Das Alupäckchen im vorgeheizten Ofen bei mittlerer Hitze 15 Minuten backen. Erst auf dem Teller öffnen, damit der Saft nicht ausläuft.

ZITRONENHUHN MIT ERBSEN, PELLKARTOFFELN

1

Kartoffeln in der Schale weich dämpfen, Frühlingszwiebeln in feine Ringe, Hühnerfleisch in Streifen schneiden.

2

Ein kleine, beschichtete Pfanne mit Öl ausstreichen. Frühlingszwiebeln und Hühnerfleisch dazugeben, unter Rühren kurz anbraten. Leicht salzen und pfeffern, mit Gemüsebrühe aufgießen, mit Zitronenschale, Liebstöckel und Muskat würzen. Das Hühnerfleisch zugedeckt 6 Minuten köcheln lassen. Erbsen dazugeben, zugedeckt 4 Minuten köcheln.

3

Fleisch mit Zitronensaft abschmecken, mit Petersilie bestreuen, geschälte Kartoffeln dazu essen.

Zutaten

Für eine Portion
150 g Kartoffeln
2 Frühlingszwiebeln
100 g Hühnerfilet
1/2 TL Öl
Salz, Pfeffer
Muskat
100 ml Gemüsebrühe
Schale einer unbehandelten Zitrone
1/2 TL Liebstöckel
100 g junge, tiefgekühlte Erbsen
1 TL Zitronensaft
1 EL Petersilie

ITALIENISCHER HÜHNERTOPF MIT REIS

1

Gemüsebrühe mit Oregano, Lorbeerblatt und Muskat zum Kochen bringen. Das Hühnerbrustfleisch in Stücke schneiden und hinzufügen. Zugedeckt 8 Minuten bei milder Hitze köcheln lassen.

2

Lauch, in feinen Ringen, und Brokkoli dazugeben und zugedeckt weitere 8 Minuten köcheln lassen. Tomate abziehen und in kleine Stücke schneiden, mit dem Reis unterrühren. Mit Salz und Pfeffer abschmecken.

3

Den Hühnertopf vom Herd nehmen und vor dem Servieren die italienischen Kräuter unterrühren.

Zutaten

Für eine Portion
300 ml
Gemüsebrühe
1/2 TL Oregano
1 Lorbeerblatt
1 Prise Muskat
150 g Hühnerbrust
100 g Lauch
100 g Brokkoli
1 Tomate
3 EL Naturreis
1 EL italienische Kräuter

97

CHINESISCHER HÜHNER-NUDEL-TOPF

Zutaten

Für eine Portion
50 g Vollkorn-
spagetti
Salz
100 g Hühnerbrust
50 Karotten
50 g Sellerie
1 Frühlingszwiebel
1 Blatt Kopfsalat
300 ml Gemüse-
brühe
1/2 TL Ingwer
1 Prise Chili
1 TL Sojasauce

1

Spagetti in reichlich Salzwasser bissfest kochen, abgießen, abtropfen lassen. Hühnerbrust in feine Streifen schneiden. Sellerie klein würfeln, Karotten in Scheiben, Frühlingszwiebel in Ringe schneiden. Kopfsalat in Streifen schneiden.

2

Gemüsebrühe mit geriebenem Ingwer, Chili und Sojasauce zum Kochen bringen. Die Hühnerbruststreifen und das Gemüse dazugeben und alles zugedeckt 6–8 Minuten köcheln lassen.

3

Die Nudeln unterrühren und nochmals kurz erhitzen. Dann den Topf vom Herd nehmen und Frühlingszwiebelringe und Salatstreifen untermischen.

TRUTHAHNGESCHNETZELTES

Zutaten

Für eine Portion
200 g Tomaten aus
der Dose, geschält
1/4 Zwiebel
1 Knoblauchzehe
1/2 TL Oregano
1/2 TL Basilikum
100 g Truthahn-
schnitzel
1/2 TL Öl
Salz, Pfeffer
1 EL Petersilie

1

Die Tomaten klein schneiden, Zwiebel und Knoblauchzehe in kleine Stücke hacken. Zusammen mit Oregano und Basilikum mit dem Mixstab fein pürieren. Das Truthahnschnitzel in feine Streifen schneiden.

2

Öl in einer kleinen beschichteten Pfanne erhitzen. Darin das Truthahnfleisch unter Rühren kurz anbraten, leicht salzen und pfeffern. Fleisch mit der Tomatensauce aufgießen und zugedeckt 6–8 Minuten köcheln lassen, bis das Fleisch gar ist.

3

Die Pfanne vom Herd nehmen und die feingehackte Petersilie unterrühren. Zu diesem Gericht passen Ofenkartoffeln (siehe Seite 84).

LAUCH

Lauch oder Porree gibt Gemüsegerichten eine milde Würze. Er enthält neben dem eher seltenen Vitamin B1 auch reichlich Vitamin C, Eisen, Magnesium sowie Senföle, die die Leistung der Leber und Galle steigern.

TRUTHAHNGESCHNETZELTES MIT GEMÜSE

1

Die Kartoffeln in der Schale weich dämpfen. Truthahnschnitzel in feine Streifen schneiden. Champignons in dünne Scheiben, Lauch in feine Ringe schneiden.

2

Öl in einer kleinen beschichteten Pfanne erhitzen. Darin die Truthahnfleischstreifen unter Rühren kurz anbraten, leicht salzen und pfeffern.

Gemüse dazugeben und unter Rühren kurz anbraten. Mit Gemüsebrühe aufgießen, zugedeckt noch einige Minuten dünsten, bis das Fleisch gar ist.

3

Das Geschnetzelte mit Salz, Pfeffer und Zitronensaft abschmecken, vom Herd nehmen und die italienischen Kräuter untermischen. Dazu die Pellkartoffeln essen.

Zutaten

Für eine Portion
200 g Kartoffeln
100 g Truthahnschnitzel
100 g Champignons
100 g Lauch
Salz, Pfeffer
1/2 TL Öl
100 ml Gemüsebrühe
1/2 TL Zitronensaft
1 EL italienische Kräuter, tiefgefroren

Pute, Truthahn, Hühnchen – wer auf Fleisch nicht verzichten will sollte auf mageres Geflügelfleisch umsteigen.

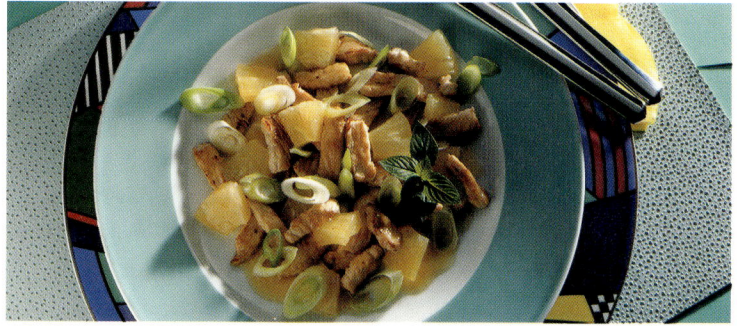

PUSZTAHÜHNCHEN MIT OFENKARTOFFELN

Zutaten

Für eine Portion
150 g Kartoffeln
1/2 Zwiebel
1 rote Paprika
1/2 Knoblauchzehe
100 g Hühnerfilet
Salz
1 TL Öl
1 TL Paprika, edel-
süß
2 TL Tomatenmark
1 Prise Chili
1/2 TL Kümmel
150 ml Gemüse-
brühe

1

Die Kartoffeln in Alufolie wickeln. Im Ofen 30 Minuten lang bei mittlerer Hitze backen.

2

Zwiebel in sehr feine Scheiben schneiden. Paprika in feine Streifen schneiden. Knoblauch fein hacken. Hühnerfleisch in feine Streifen schneiden.

3

Öl in einer kleinen, beschichteten Pfanne erhitzen. Zwiebel dazugeben, bei milder

Hitze 5 Minuten zugedeckt andünsten. Paprika und Knoblauch dazugeben, leicht salzen, unter Rühren kurz anbraten. Mit Paprikapulver, Chili und Kümmel würzen, kurz unter Rühren anrösten. Tomatenmark unterrühren, mit Gemüsebrühe aufgießen. Zugedeckt 5 Minuten bei milder Hitze köcheln, Hühnerfleisch untermischen, zugedeckt 10 Minuten köcheln lassen.

4

Kartoffeln schälen, zum Pusztahuhn essen.

SALAT MIT GEBRATENEN HÜHNERSTREIFEN, KNÄCKEBROT

Zutaten

Für eine Portion
1/2 Kopfsalat
1/2 rote Parika
1 Frühlingszwiebel
100 g Hühnerbrust
1/2 Orange
3 EL Jogurt
1/2 TL Zitronensaft
1 Prise Chili

1

Kopfsalat in mundgerechte Stücke zerteilen. Paprika in feine Streifen, Frühlingszwiebel in feine Ringe, Hühnerbrust in feine Streifen schneiden. Orange auspressen.

2

Auf einem großen Teller Kopfsalat und Paprika anrichten. Aus Jogurt, Orangen- und Zitronensaft, Chili und Sojasauce eine Marinade anrühren.

3

Eine kleine, beschichtete Pfanne mit Öl ausstreichen. Hühnerfleisch darin unter Rühren braten, bis es gut durch ist. Hühnerfleisch leicht salzen.

4

Marinade über den Salat gießen. Hühnerfleisch und Frühlingszwiebeln auf dem Salat verteilen. Dazu Knäckebrot essen.

1 TL Sojasauce
1/2 TL Öl
Salz
2 Scheiben
Vollkornknäcke

Gesund, knackig, vitaminreich: Kopfsalat.

KALIFORNISCHER HÜHNERSALAT

1

Mandarine in kleine Stücke schneiden. Karotte grob, Frühlingszwiebel in feine Ringe schneiden. Sellerie fein reiben.

2

Hühnerbrühe zum Kochen bringen. Hühnerbrust dazugeben, zugedeckt köcheln lassen, bis das Fleisch durch ist. Hühnerfleisch in feine Streifen schneiden. Brühe bis auf 2 EL einkochen lassen.

3

Hühnerfleisch, Karotten, Sellerie, Mandarine und Frühlingszwiebel in eine Schüssel geben. Aus Hühnerbrühe, Jogurt und Orangensaft eine Marinade anrühren. Die Marinade mit Salz und Pfeffer abschmecken, mit den Salatzutaten vermischen. Hühnersalat auf Salatblättern anrichten. Getoastetes Brot dazu essen.

Zutaten

Für eine Portion
1 Mandarine
200 g Karotten
50 g Sellerie
1 Frühlingszwiebel
100 ml Hühnerbrühe
100 g Hühnerbrust
100 g Jogurt
2 EL frischer Orangensaft
Salz, Pfeffer
4 Salatblätter
1 Scheibe Vollkorntoast

Zutaten

KARTOFFEL-GURKEN-SALAT MIT HÜHNERBRUST

Für eine Portion
200 g fest kochende
Kartoffeln
1/4 Zwiebel
100 g Gurken
1 EL Dill
100 ml Hühner-
brühe
100 g Hühnerbrust
1 Prise Muskat
50 g Jogurt
1–2 TL Essig
Salz, Pfeffer

1

Kartoffeln in der Schale weich dämpfen. Zwiebel fein hacken. Gurke in feine Scheiben schneiden. Dill fein hacken.

2

Hühnerbrühe in einem kleinen Topf erhitzen, mit Muskat würzen. Hühnerfleisch dazugeben, bei milder Hitze zugedeckt köcheln lassen, bis das Fleisch gar ist. Fleisch aus der Brühe nehmen, in feine Streifen

schneiden. Brühe etwas einkochen lassen.

3

Kartoffeln schälen, in dünne Scheiben schneiden, mit Hühnerbrühe vermischen.

4

Aus Jogurt, Essig, Zwiebeln und Dill eine Marinade anrühren. Kartoffeln, Gurke und Hühnerfleisch mit der Marinade vermischen. Salat mit Salz und Pfeffer abschmecken, etwas durchziehen lassen.

Kartoffel-Gurken-Salat eine pikante Mischung

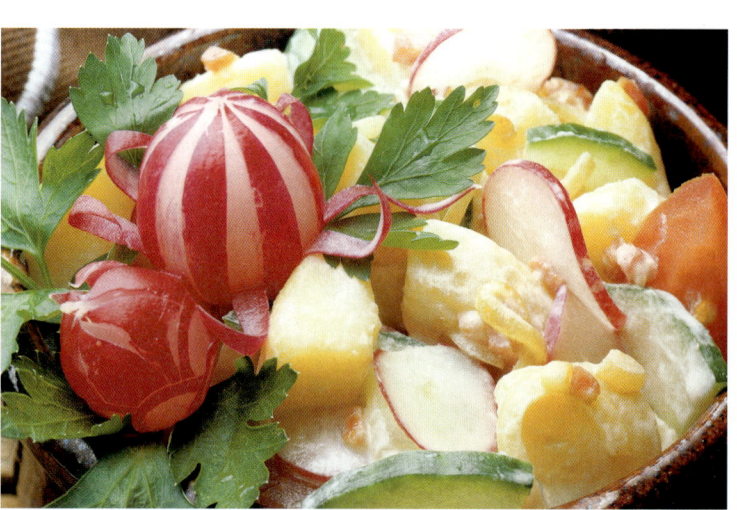

102

HÜHNERTOPF MIT BROKKOLI UND KARTOFFELN

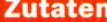

1

Kartoffeln in dünne Scheiben schneiden. Brokkoli in kleine Röschen zerteilen. Tomate in kleine Würfel schneiden. Petersilie fein hacken. Hühnerfleisch in Streifen schneiden.

2

Öl in einem kleinen, beschichteten Topf erhitzen. Frühlingszwiebel und Kartoffeln dazugeben, kurz unter Rühren anbraten, leicht salzen, mit Gemüsebrühe aufgießen,

mit Muskat und Thymian würzen. Zugedeckt 8 Minuten bei milder Hitze köcheln lassen.

3

Brokkoli, Tomaten und Hühnerfleisch dazugeben, alles gut vermischen. Bei Bedarf etwas Gemüsebrühe hinzufügen. Zugedeckt 10 Minuten köcheln lassen.

4

Hühnertopf mit Pfeffer abschmecken, mit Petersilie bestreuen.

Zutaten

Für eine Portion
150 g Kartoffeln
200 g Brokkoli
1 kleine Tomate
1 Frühlingszwiebel
1 EL Petersilie
100 g Hühnerfilet
1/2 TL Öl
Salz
1 Prise Muskat
1/4 TL Thymian
200 ml Gemüse-
brühe
1 Prise Muskat
Pfeffer

Achten Sie darauf, dass der Brokkoli noch Biss hat – so schmeckt er am besten.

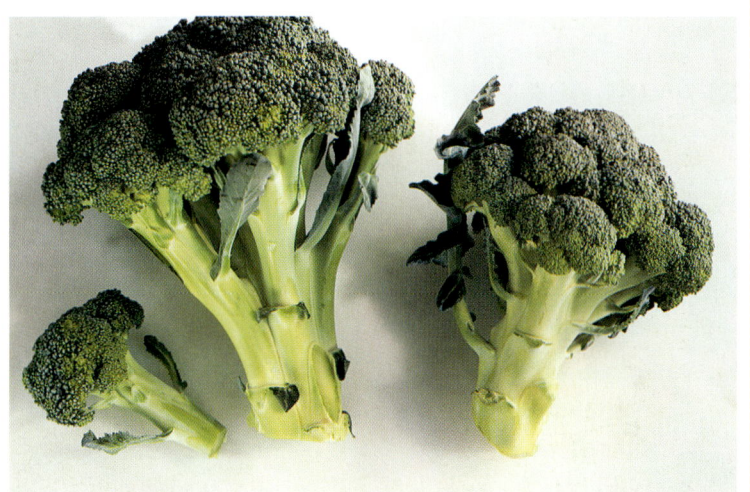

Zutaten

HÜHNERCURRY MIT REIS

Für eine Portion
100 g Hühnerbrust
1 Frühlingszwiebel
1/2 Knoblauchzehe
1/2 TL Ingwer
1 Tomate
1 EL Petersilie
1/2 TL Öl
1/2 TL Currypulver
100 ml
Gemüsebrühe
1/2 TL Zitronensaft
150 g Reis, gekocht

1
Die Hühnerbrust in feine Streifen, die Frühlingszwiebel in feine Ringe schneiden. Den Knoblauch und den Ingwer fein hacken. Die Tomate abziehen und in Würfel schneiden. Die Petersilie fein hacken.

2
Öl in einer kleinen beschichteten Pfanne erhitzen. Hühnerbrustfleisch, Frühlingszwiebel, Knoblauch und Ingwer unter Rühren kurz darin anbraten. Currypulver untermischen und unter Rühren kurz anrösten. Mit Gemüsebrühe aufgießen und die Tomatenwürfel dazugeben.

3
Das Curry etwa 8 Minuten köcheln lassen, bis das Fleisch durch und die Sauce etwas eingekocht ist.

4
Curry vom Herd nehmen, mit Zitronensaft abschmecken und mit Petersilie bestreuen. Dazu den aufgewärmten Reis essen.

Zutaten

SPANISCHER FISCHTOPF

Für eine Portion
1 Knoblauchzehe
150 g Kartoffeln
50 g Karotten
1/4 grüne Paprika
1 Tomate
1 EL Petersilie
300 ml Gemüsebrühe

1
Den Knoblauch fein hacken. Die Kartoffeln und die Karotten in Scheiben, die Paprika in feine Streifen schneiden. Die Tomate abziehen und in kleine Würfel schneiden, die Petersilie fein hacken.

2
Gemüsebrühe mit Olivenöl, Knoblauch, Safran und Paprika zum Kochen bringen. Kartoffeln, Paprika und Karotten dazugeben und zugedeckt 6 Minuten bei milder Hitze köcheln lassen.

3

Fischfilet und Tomate dazugeben. Die Mischung zugedeckt ca. 10 Minuten köcheln lassen, bis der Fisch gar ist.

4

Fischtopf vom Herd nehmen und mit Salz, Pfeffer und Zitronensaft abschmecken. Mit der Petersilie bestreuen.

1 TL Olivenöl
1 Prise Safran
1/2 TL Paprika,
edelsüß
150 g Kabeljaufilet
Salz, Pfeffer
1 TL Zitronensaft

FISCH

Fische versorgen uns mit hochwertigem, leicht verdaulichem Eiweiß. Seefische sind außerdem hervorragende Jodlieferanten. So enthalten z.B. 200 Gramm Kabeljaufilet mindestens den Jodbedarf von zwei Tagen.

GEDÄMPFTER FISCH IM SPINATBETT

Zutaten

1

Die Frühlingszwiebel in feine Ringe schneiden.

umgedreht eine Tasse stellen, darauf den Teller mit dem Fisch. Wichtig ist, dass das Wasser den Tellerrand nicht erreicht. Topf zudecken.

Für eine Portion
1 Frühlingszwiebel
100 g Spinat
150 g Kabeljaufilet
Salz, Pfeffer
Etwas Zitronensaft
1/2 TL Ingwer
150 g Reis, gekocht

2

Spinatblätter auf einen flachen Teller geben. Den Fisch auf das Spinatbett legen, mit Salz, Pfeffer, Zitronensaft und Ingwer würzen, mit der Frühlingszwiebel bestreuen.

4

Das Wasser zum Kochen bringen und das Kabeljaufilet 10-12 Minuten im Wasserdampf garen.

3

In einen großen Topf ca. 3 cm hoch Wasser geben und in die Mitte des Topfes

5

Dazu wird der Reis gegessen – wer mag, würzt mit etwas Sojasauce nach.

FISCHFILET AUF GÄRTNERINNENART

Zutaten

Für eine Portion
1500 g Kartoffeln
100 g Karotten
100 g Lauch
50 g Champignons
1 EL Petersilie
1 TL Butter
2 EL Gemüsebrühe
Etwas abgeriebene
Schale von einer un-
behandelten Zitrone
1/4 TL Liebstöckel
150 g Kabeljaufilet
1 TL Zitronensaft
Pfeffer

1

Kartoffeln in der Schale weich dämpfen.

2

Karotten in feine Scheiben schneiden. Lauch längs halbieren, in feine Streifen schneiden. Champignons in feine Scheiben schneiden. Petersilie fein hacken.

3

Butter in einer kleinen, beschichteten Pfanne

schmelzen. Karotten, Lauch und Champignons unter Rühren kurz anbraten, leicht salzen, mit Gemüsebrühe aufgießen, mit Pfeffer, Zitronenschale und Liebstöckel würzen. Fisch auf beiden Seiten leicht salzen, mit Zitronensaft beträufeln, auf das Gemüse legen, zugedeckt ca. 10 Minuten dünsten.

4

Kartoffeln schälen, zum Fisch essen.

FISCHFILET MIT CHAMPIGNONS

Zutaten

Für eine Portion
1/2 TL Öl
100 g Champignons
100 g Kabeljaufilet
Salz, Pfeffer
1 Tomate
1/2 TL Basilikum
1/2 EL Petersilie
150 g Reis, gekocht

1

Öl in einer kleinen beschichteten Pfanne erhitzen. Darin die Champignons unter Rühren kurz anbraten. Fischfilet und abgezogene, gewürfelte Tomate dazugeben und mit Salz, Pfeffer und Basilikum würzen.

2

Fischpfanne zugedeckt bei milder Hitze 10–12 Minuten dünsten, bis der Fisch gar ist.

3

Vom Feuer nehmen und mit fein gehackter Petersilie bestreuen. Dazu den Reis essen.

KRÄUTERFISCH AUS DER FOLIE

Zutaten

1

Das Fischfilet in die Mitte der Alufolie legen und mit Salz, Pfeffer und Zitronensaft würzen.

2

Mit Kräutern und der abgezogenen, klein gewürfelten Tomate bestreuen und die Butter als Flöckchen darauf geben.

3

Die Alufolie gut über dem Fisch zusammenfalten, damit keine Flüssigkeit entweichen kann. Das Alupäckchen im vorgeheizten Ofen bei mittlerer Hitze 12 Minuten backen.

4

Damit die Sauce nicht wegfließt, das Alupäckchen auf einem Teller öffnen.

Tipp

Zum Kräuterfisch passen am besten Ofenkartoffeln (Zubereitung siehe Seite 84).

Für eine Portion
1 Stück Alufolie
(25 cm x 25 cm)
200 g Kabeljaufilet
Salz, Pfeffer
1 TL Zitronensaft
2 EL italienische
Kräuter,
tiefgefroren
1/2 Tomate
1 TL Butter
1 Portion Ofen-
kartoffeln

Wenn Sie den Fisch in Folie zubereiten, wird er im eigenen Saft gegart und bleibt aromatisch.

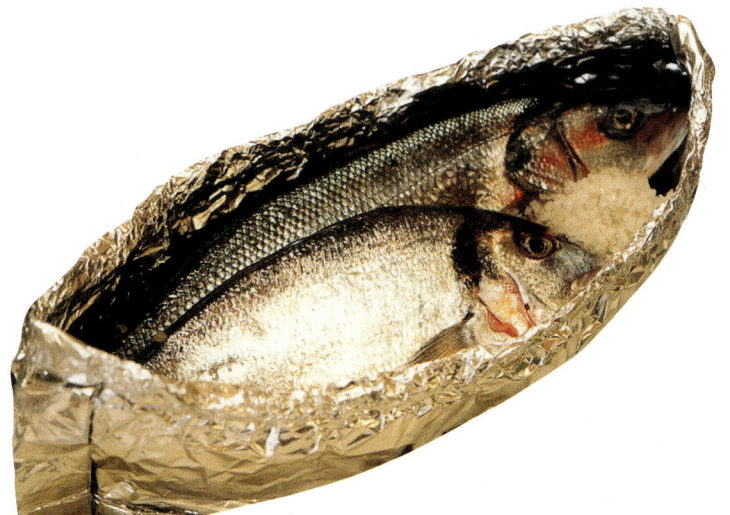

INDISCHES FISCHFILET MIT PELLKARTOFFELN

Für eine Portion
150 g Kartoffeln
1/4 Zwiebel
1 Knoblauchzehe
1/2 EL Petersilie
50 g Jogurt
2 TL Tomatenmark
100 ml
Gemüsebrühe
1/2 TL Currypulver
Salz
150 g Kabeljaufilet

Die indische Küche ist berühmt für ihre Gewürzmischungen.

1

Kartoffeln in der Schale weich dämpfen. Zwiebeln und Knoblauch hacken. Petersilie fein hacken.

2

Jogurt mit Zwiebeln, Knoblauch, Tomatenmark, Gemüsebrühe und Curry im Mixer oder mit dem Mixstab fein pürieren. Die Sauce mit Salz abschmecken.

3

Die Sauce in einer kleinen Pfanne zum Kochen bringen, Fischfilet dazugeben, bei milder Hitze 10 Minuten dünsten. Fischfilet mit Petersilie garnieren.

4

Die fertigen Kartoffeln schälen und als Beilage zum Fisch essen.

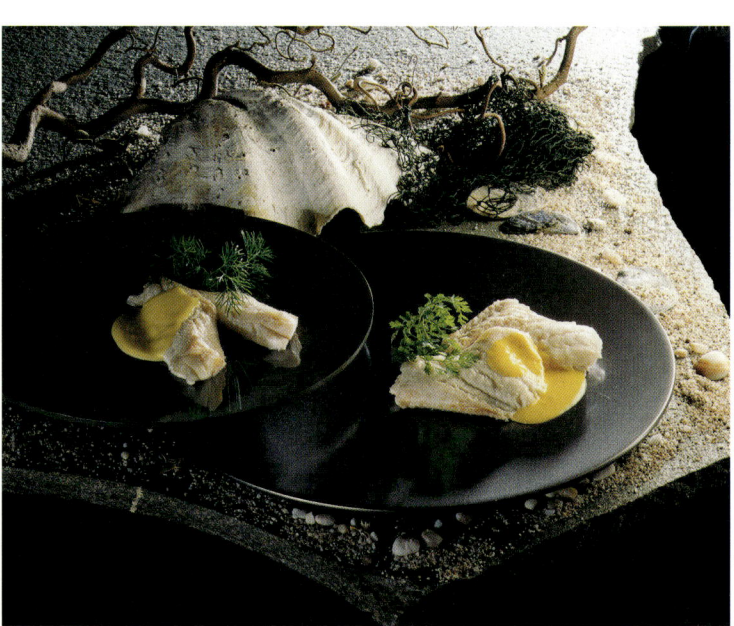

Bausteine mit ca. 150 kcal

Suppen

Für 150 Kilokalorien bekommen Sie einen großen Teller Blumenkohl-Kartoffel-Cremesuppe, eine Minestrone oder eine chinesische Nudel-Gemüsesuppe. Auch hier kommt sehr wenig Fett in die Suppe: ein Teelöffel Butter oder ein Teelöffel Öl pro Portion. Dafür können Sie aber, wenn Sie größeren Hunger haben, die Gemüsemenge bedenkenlos erhöhen.

Mit einer Portion Suppe, einer Scheibe Vollkornbrot, einem Apfel, einer Birne oder Orange haben Sie eine schnelle Hauptmahlzeit. Oder Sie stellen sich aus den 150-Kilokalorien-Bausteinen Suppe und Salat Ihre Hauptmahlzeit selbst zusammen:

✴ Gemüsetopf Florenz und Gemüsesalat mit Jogurt-Kräuter-Sauce oder

✴ Tomaten-Karotten-Suppe und Blattsalat mit Melone oder

✴ Lauch-Kartoffel-Suppe und Tomaten-Pilz-Salat

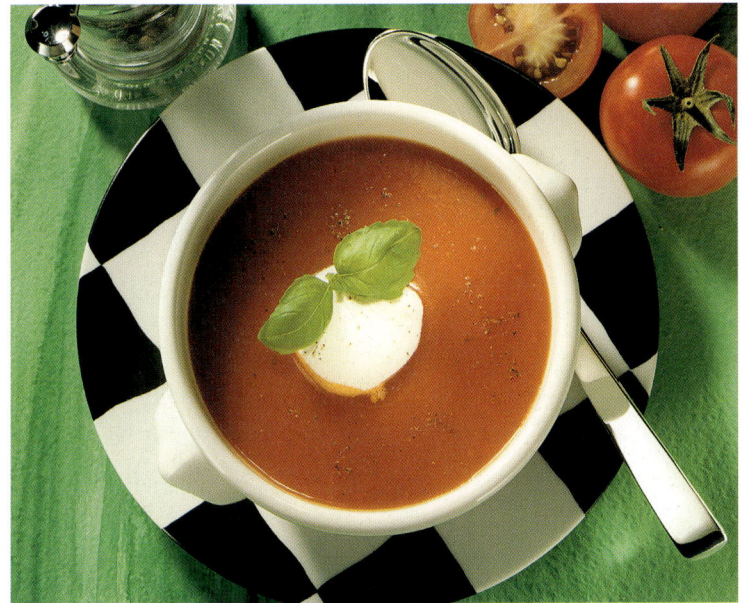

Ob deftig oder cremig – Gemüsesuppen und – eintöpfe sind die idealen Vorspeisen.

GEMÜSETOPF FLORENZ

Für eine Portion
1 Knoblauchzehe
1 Frühlingszwiebel
50 g Karotten
50 g Kartoffeln
50 g grüne Bohnen
1 Tomate
1 TL Olivenöl
300 ml
Gemüsebrühe
1 Prise Muskat
1/2 TL Oregano
Pfeffer
1/2 EL Basilikum

1

Knoblauchzehe fein hacken. Frühlingszwiebel in feine Ringe, Karotten in dünne Scheiben, Bohnen in 1 cm lange Stücke schneiden. Kartoffeln und Tomate in kleine Würfel schneiden.

2

In einem kleinen Topf mit dickem Boden das Öl erhitzen. Frühlingszwiebel und Knoblauch darin kurz unter Rühren anbraten. Mit der Gemüsebrühe aufgießen und zum Kochen bringen.

Karotten, Kartoffeln und Bohnen hinzufügen, mit Muskat, Oregano und Pfeffer würzen. Die Suppe zugedeckt ca. 10 Minuten köcheln lassen. Die Gemüse sollen weich sein, aber noch einen leichten Biss haben.

3

Die Tomatenwürfel hinzufügen, noch eine Minute köcheln lassen. Die fertige Suppe mit fein geschnittenem Basilikum garnieren.

TOMATEN-KAROTTEN-SUPPE

Für eine Portion
1 Frühlingszwiebel
100 g Karotten
100 g Tomaten
1 EL Petersilie
1 TL Öl
200 ml
Gemüsebrühe
1/2 TL Basilikum
1 Prise Thymian
Salz, Pfeffer

1

Frühlingszwiebel in feine Ringe, Karotten in Scheiben schneiden. Tomaten abziehen und in Stücke schneiden. Petersilie fein hacken.

2

In einem kleinen Topf mit dickem Boden das Öl er-

hitzen. Frühlingszwiebel darin unter Rühren kurz anbraten. Mit Gemüsebrühe aufgießen und zum Kochen bringen. Karotten hinzufügen, mit Basilikum, Thymian und Muskat würzen. Die Suppe zugedeckt ca. 10 Minuten köcheln lassen. Die Karotten sollen weich sein, aber noch einen zarten Biss haben.

3

Tomatenstücke hinzufügen und noch 3 Minuten leicht kochen lassen.

4

Suppe im Mixer oder mit dem Mixstab pürieren und mit Salz und Pfeffer abschmecken. Die Suppe mit Petersilie und Jogurt garniert servieren.

BORSCHTSCH – SUPPE AUS ROTEN BETEN

1

Frühlingszwiebel in feine Ringe schneiden. Dazu Rote Bete, Karotten und Sellerie klein würfeln.

2

In einem kleinen Topf mit dickem Boden Öl erhitzen. Zwiebel darin ca. 5 Minuten unter Rühren anbraten, mit Gemüsebrühe aufgießen. Topfinhalt zum Kochen bringen.

3

Die Gemüse hinzufügen und mit Lorbeerblatt, Muskat, Liebstöckel und Rosenpaprika würzen. Die Suppe zugedeckt ca. 12 Minuten bei milder Hitze kochen. Die Gemüse sollen noch leichten Biss haben.

4

Die Suppe mit Zitronensaft und Pfeffer abschmecken. Jogurt mit fein gehacktem Dill verrühren und die Suppe damit garnieren.

ROTE BETE

Die Rote Bete, Hauptbestandteil des russischen Borschtsch, enthält viele wertvolle Inhaltsstoffe. Wegen des Nitratgehalts sollte sie jedoch aus kontrolliert-biologischem Anbau kommen.

Zutaten

1 Prise Muskat
2 EL Jogurt
(1,5% Fett)

Für eine Portion
1 Frühlingszwiebel
50 g Rote Bete
50 g Karotten
50 g Sellerie
1 TL Öl
300 ml Gemüsebrühe
1 kleines Lorbeerblatt
1 Prise Muskat
1/2 TL Liebstöckel
1/2 TL Rosenpaprika
1/2 TL Zitronensaft
Pfeffer
2 EL Jogurt
(1,5% Fett)
1/2 EL Dill

LAUCH-KARTOFFEL-SUPPE

Zutaten

Für eine Portion
100 g Kartoffeln
100 g Lauch
1/2 EL Petersilie
300 ml
Gemüsebrühe
1/2 TL Liebstöckel
1 Prise Piment
1 Prise Muskat
Pfeffer, Salz
2 EL Jogurt

1

Die Kartoffeln klein würfeln. Den Lauch in dünne Ringe schneiden. Petersilie fein hacken.

2

In einem kleinen Topf Gemüsebrühe zum Kochen bringen. Kartoffeln und Lauch hinzufügen, mit Liebstöckel, Piment, Muskat und je einer Prise Pfeffer und Salz würzen. Die Suppe zugedeckt 7 Minuten köcheln lassen. Das Gemüse soll weich sein, darf aber nicht zerfallen.

3

Suppe mit dem Jogurt im Mixer oder mit dem Mixstab pürieren, dann die Suppe durch ein Sieb streichen.

4

Die Lauch-Kartoffel-Suppe mit Petersilie garniert servieren.

GRÜNER EINTOPF

Zutaten

Für eine Portion
50 g Kartoffeln
50 g Zucchini
Einige Spinat-
blätter
2 Frühlings-
zwiebeln
2 TL Öl
300 ml Gemüse-
brühe
100 g Brokkoli, in
kleinen Röschen
1/4 TL Ingwer

1

Kartoffeln und Zucchini klein würfeln. Spinatblätter in mundgerechte Stücke zupfen und die Frühlingszwiebeln in feine Ringe schneiden.

2

In einem kleinen Topf mit dickem Boden Öl erhitzen. Frühlingszwiebeln in dem Öl unter Rühren anbraten. Mit Gemüsebrühe aufgießen und zum Kochen bringen. Kartoffeln dazugeben und zugedeckt 5 Minuten köcheln lassen.

3

Den Brokkoli hinzufügen, mit etwas abgeriebener Zitronenschale und Muskat würzen und zugedeckt weitere 6 Minuten köcheln lassen. Zucchini dazugeben und alles zugedeckt 3 Minuten leicht kochen.

4

Die Spinatblätter unterrühren und alles noch etwa eine Minute erhitzen. Dann die Suppe vom Herd nehmen und mit fein gehacktem Basilikum, Petersilie und Zitronensaft aromatisieren.

1 Zitrone, unbehandelt
1 Prise Muskat
1/2 EL Basilikum
1/2 TL Petersilie
1/2 TL Zitronen-saft

ZUCCHINI

Zucchini, gern gesehene Zutaten zu Gemüsepfannen und Eintöpfen, sind ausgesprochene Schlankmacher, 100 Gramm der grünen oder gelben Keulen enthalten nur 14 Kalorien. Sie sollten immer mit der gründlich gewaschenen Schale verwendet werden, weil sich hier das Schutzvitamin Beta-Karotin befindet.

BLUMENKOHL-KARTOFFEL-CREME-SUPPE

Zutaten

1

Frühlingszwiebel in feine Ringe schneiden. Kartoffeln klein würfeln.

2

Öl in einem kleinen Topf erhitzen. Frühlingszwiebelringe darin unter Rühren anbraten. Mit Gemüsebrühe aufgießen und zum Kochen bringen.

3

Kartoffeln und Blumenkohlröschen hinzufügen, mit Liebstöckel, Muskat, Piment und Pfeffer würzen. Die Suppe zugedeckt 8 Minuten leicht kochen lassen. Die Gemüse sollen weich sein, dürfen aber nicht zerfallen.

4

Suppe mit dem Jogurt im Mixer oder mit dem Mixstab pürieren, mit Salz abschmecken und mit der fein gehackten Petersilie bestreuen.

Für eine Portion
1 Frühlingszwiebel
50 g Kartoffeln
1 TL Öl
300 ml Gemüse-brühe
150 g Blumenkohl, in kleinen Röschen
1/2 TL Liebstöckel
1 Prise Muskat
1 Prise Piment
Pfeffer
2 EL Jogurt
1 EL Petersilie

KARTOFFELCREMESUPPE

Zutaten

Für eine Portion
2 Frühlingszwiebeln
150 g Kartoffeln
1 EL Schnittlauch
300 ml Gemüse-
brühe
1 Prise Muskat
1/2 TL Liebstöckel
1/2 TL Basilikum
1 EL Sauerrahm
(10% Fett)

1

Frühlingszwiebeln in feine Ringe schneiden. Kartoffeln in dünne Scheiben schneiden. Schnittlauch fein schneiden.

2

In einem kleinen Topf die Gemüsebrühe mit Frühlingszwiebeln und Kartoffeln zum Kochen bringen. Suppe mit Muskat, Liebstöckel und Basilikum würzen. Zugedeckt köcheln lassen, bis die Kartoffeln gut weich sind.

3

Suppe mit Sauerrahm im Mixer oder mit dem Mixstab fein pürieren, mit Schnittlauch garnieren.

ZUCCHINICREMESUPPE

Zutaten

Für eine Portion
1 Frühlingszwiebel
250 g Zucchini
1/2 EL Dill
250 ml Gemüse-
brühe
1 Prise Piment
Etwas abgeriebene
Schale von einer un-
behandelten Zitrone
1 TL Butter
Salz
2 EL Sauerrahm
Pfeffer

1

Frühlingszwiebel in feine Ringe schneiden. Zucchini in kleine Würfel schneiden. Dill fein hacken.

2

Gemüsebrühe erhitzen, mit Piment und Zitronenschale würzen.

3

Butter in einer kleinen Pfanne schmelzen. Frühlingszwiebel und Zucchini unter Rühren 3 Minuten braten, leicht salzen. Die Zucchini dürfen sich nur am Rand glasig verfärben.

4

Die Hälfte der Zucchini mit der Gemüsebrühe und Sauerrahm im Mixer fein pürieren. Die restlichen Zucchiniwürfel zurück in die Suppe geben. Suppe nochmals kurz erhitzen. Mit Salz und Pfeffer abschmecken. Mit Dill garnieren.

KÜRBISCREMESUPPE

1

Kürbis und Tomaten in kleine Stücke schneiden. Petersilie fein hacken. Knoblauchzehe in feine Scheiben schneiden.

2

Öl in einem kleinen, beschichteten Topf erhitzen. Knoblauch dazugeben, unter Rühren kurz anbraten. Mit Gemüsebrühe aufgießen.

Gemüsebrühe zum Kochen bringen. Mit Muskat, Piment, Zimt und Chili würzen. Kürbis und Tomaten hinzufügen, zugedeckt 10 Minuten köcheln lassen, bis der Kürbis weich ist.

3

Suppe mit Sauerrahm im Mixer oder mit dem Mixstab fein pürieren. Mit Petersilie bestreuen.

Zutaten

Für eine Portion
250 g Kürbis
3 geschälte Tomaten
aus der Dose
1 EL Petersilie
1 Knoblauchzehe
1/2 TL Öl
100 ml
Gemüsebrühe
1 Prise Muskat
1 Prise Piment
1 Prise Zimt
1 Prise Chili
1 EL Sauerrahm

KOHLRABICREMESUPPE

1

Frühlingszwiebeln in feine Ringe, Kohlrabi und Karotten in kleine Würfel schneiden. Petersilie fein hacken.

2

Butter in einem kleinen Topf schmelzen. Frühlingszwiebeln dazugeben, unter Rühren kurz anbraten. Mit Gemüsebrühe

aufgießen, mit Muskat würzen, zugedeckt zum Kochen bringen. Gemüse dazugeben. Zugedeckt ca. 10 Minuten kochen, bis das Gemüse weich ist.

3

Die Suppe mit Sauerrahm im Mixer oder mit dem Mixstab fein pürieren. Mit Petersilie garnieren.

Zutaten

Für eine Portion
2 Frühlingszwiebeln
200 g Kohlrabi
50 g Karotten
1 EL Petersilie
1 TL Butter
300 ml
Gemüsebrühe
1 Prise Muskat
1 EL Sauerrahm

Zutaten

ERBSENCREMESUPPE

Für eine Portion
300 ml Gemüse-
brühe
2 EL Sellerie
2 EL Kartoffeln
1 Prise Muskat
Pfeffer
100 g junge Erbsen,
tiefgefroren
1 TL Butter
1 EL Schnittlauch

1

Sellerie und Kartoffeln klein würfeln. Schnittlauch fein schneiden.

2

Gemüsebrühe zum Kochen bringen. Sellerie und Kartoffeln hinzufügen und mit Muskat und Pfeffer würzen.

3

Die Suppe zugedeckt bei milder Hitze 7 Minuten

kochen lassen. Die Gemüse sollen weich sein, aber nicht zerfallen. Erbsen dazugeben und zugedeckt weitere 3 Minuten köcheln lassen.

4

Die Suppe mit der Butter im Mixer oder mit dem Mixstab fein pürieren und mit dem Schnittlauch garnieren.

Erbsen machen auch in der Suppe eine gute Figur.

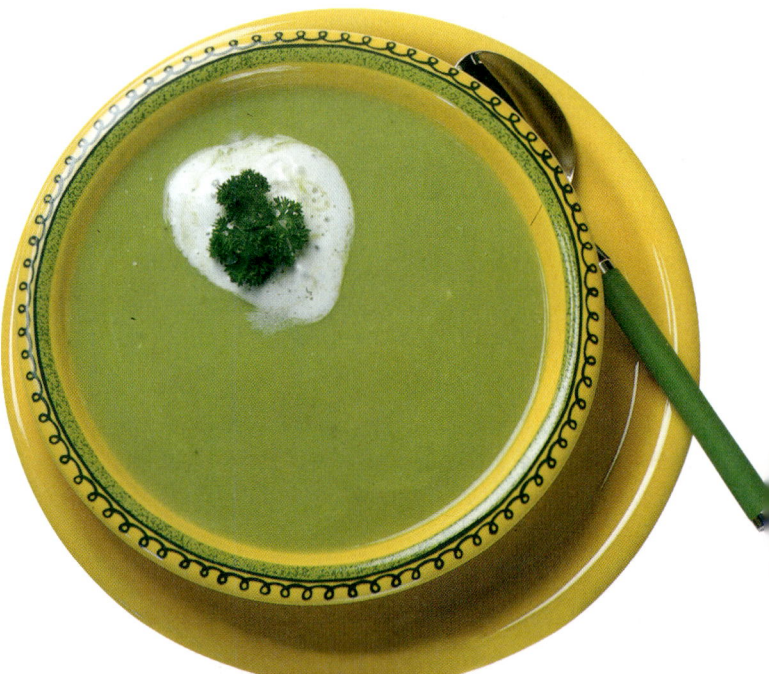

MINESTRONE

1

Paprika und Karotte klein würfeln. Den Lauch in feine Streifen schneiden. Die Tomate abziehen und in Stücke schneiden. Petersilie fein hacken.

2

Gemüsebrühe mit Öl, Oregano, Thymian und Basilikum zum Kochen bringen. Paprika und Karotten dazugeben und zugedeckt 5 Minuten köcheln lassen.

3

Lauch und Brokkoli dazugeben und alles zugedeckt 7 Minuten bei sanfter Hitze kochen.

4

Tomaten und Bohnen unterrühren und noch eine weitere Minute erhitzen.

5

Die Minestrone mit Pfeffer abschmecken und mit Petersilie garniert servieren.

Zutaten

Für eine Portion
1 EL rote Paprika
50 g Karotten
50 g Lauch
1 kleine Tomate
1 EL Petersilie
300 ml Gemüse-
brühe
1 TL Olivenöl
1/4 TL Oregano
1/4 TL Thymian
1/4 TL Basilikum
50 g Brokkoli
2 EL weiße Bohnen
aus der Dose

CHINESISCHE NUDEL-GEMÜSE-SUPPE

1

Nudeln in Salzwasser bissfest kochen, abgießen und kalt abschrecken.

2

Knoblauchzehe fein hacken, Karotten in dünne Stifte, Frühlingszwiebel in feine Ringe, Kopfsalat in feine Streifen schneiden. Tofu klein würfeln.

3

Öl in einem kleinen Topf mit dickem Boden erhitzen. Knoblauch und geriebenen Ingwer darin kurz unter Rühren anbraten. Mit Gemüsebrühe aufgießen und zum Kochen bringen.

4

Karotten dazugeben und zugedeckt 2 Minuten

Zutaten

Für eine Portion
20 g Vollkorn-
suppennudeln
Salz
1 Knoblauchzehe
1 EL Karotten
1 Frühlings-
zwiebel
1 Blatt Kopfsalat
1 TL ÖL
TL Ingwer
300 ml Gemüse-
brühe

20 g Tofu
1/2 TL Sojasauce
1 Prise Chili

kochen lassen. Tofu und Frühlingszwiebel dazugeben und zugedeckt weitere 2 Minuten bei milder Hitze kochen. Die Nudeln einrühren und alles kurz erhitzen.

5

Die heiße Suppe vom Feuer nehmen, die Kopfsalatstreifen unterrühren und mit der Sojasauce und dem Chili würzen.

SOJASAUCE

Chinesische Gerichte sind ohne Sojasauce kaum denkbar. Die Jahrtausende alte Original-Sojasauce (»Shoyu« in Japan, »Chiang-yu« in China) muss allerdings Monate oder sogar Jahre reifen. Die Sojasauce, die wir hierzulande kennen, ist eine hocharomatische Würze mit wertvollen Aminosäuren und wichtigen Spurenelementen, aber auch mit knapp 20 Prozent Salzgehalt. Daher sollte man sie eher sparsam verwenden.

Zutaten

Für eine Portion
1 Scheibe
Vollkorntoast
100 g Gurken
1/4 rote Paprika
100 g reife Tomaten
1 EL Zwiebeln
1/2 Knoblauchzehe
1 EL Petersilie
1 EL frisches
Basilikum
1 TL Olivenöl
1 TL Essig
100 ml Wasser
Salz, Pfeffer

GAZPACHO, SPANISCHE KALTSCHALE

1

Die geschälte Gurke, Paprika und abgezogenen Tomaten in kleine Stücke schneiden. Knoblauch und Zwiebeln fein hacken. Basilikum und Petersilie fein schneiden. Vollkorntoast zerbröseln.

2

Vollkorntoast, Gurke, Paprika, Tomate, Zwiebeln, Knoblauchzehe, Öl und Essig mit 100 ml kaltem Wasser im Mixer oder mit dem Mixstab fein pürieren, mit Salz und Pfeffer abschmecken.

3

Die Suppe eine Stunde im Kühlschrank kalt stellen und anschließend mit Petersilie und Basilikum garniert servieren.

PILZCREMESUPPE

1

Frühlingszwiebeln in feine Ringe schneiden. Champignons in feine Scheiben schneiden. Petersilie fein hacken.

2

In einem kleinen Topf die Gemüsebrühe erhitzen, mit Muskat, Basilikum und Pfeffer würzen.

3

Butter in einer kleinen Pfanne schmelzen.

4

Frühlingszwiebeln und Pilze unter Rühren 4 Minuten braten, leicht salzen.

5

Die Hälfte der Pilze mit der Gemüsesuppe und Sauerrahm im Mixer fein pürieren. Die restlichen Pilzscheiben in die Suppe geben. Suppe nochmals kurz erhitzen. Mit Salz und Pfeffer abschmecken. Mit Petersilie garnieren.

Zutaten

Für eine Portion
2 Frühlingszwiebeln
250 g Champignons
1/2 EL Petersilie
200 ml Gemüse-
brühe
1 Prise Muskat
1/2 TL Basilikum
Pfeffer
1 TL Butter
Salz
2 EL Sauerrahm
(10% Fett)

DIE SCHNELLSTE GEMÜSESUPPE

1

Kartoffeln in kleine Würfel schneiden.

2

Gemüsebrühe zum Kochen bringen, mit Muskat und Liebstöckel würzen. Butter und Kartoffeln hinzufügen,

zugedeckt 4 Minuten köcheln lassen.

3

Tiefgekühltes Gemüse dazugeben, zugedeckt ca. 7 Minuten kochen, bis das Gemüse durch und durch heiß ist. Suppe mit Petersilie garnieren.

Zutaten

Für eine Portion
100 g Kartoffeln
300 ml Gemüse-
brühe
1 Prise Muskat
1/2 TL Liebstöckel
1 TL Butter
150 g gemischtes,
tiefgekühltes Gemü-
se (z. B. Karotten,
Bohnen, Erbsen,
Blumenkohl)
1/2 EL tiefgekühlte
Petersilie

Zutaten

Für eine Portion
200 g Champignons
100 g Karotten
1 Frühlingszwiebel
1/2 EL Dill
1 TL Öl
Salz
1 TL Essig
Pfeffer
1 EL Hüttenkäse

CHAMPIGNONSALAT

1

Champignons in dünne Scheiben schneiden. Karotte grob reiben. Frühlingszwiebel in feine Ringe schneiden. Dill fein hacken.

2

Öl in einer kleinen, beschichteten Pfanne erhitzen. Champignons hinzufügen, leicht salzen, unter Rühren 3 Minuten braten.

3

In einer Schüssel Champignons mit Karotten, Frühlingszwiebeln und Essig vermischen. Den Salat mit Salz und Pfeffer abschmecken. Salat etwas durchziehen lassen, vor dem Essen mit Hüttenkäse und Dill garnieren.

ERBSEN

Erbsen sind glatt oder runzelig, gelb oder grün. Die runzeligen Erbsen sind schmackhafter; die glatten werden vor allem in Dosen konserviert. Außerdem verwendet man sie für Tiefkühlkost.

Salate mit 150 kcal

Ein Verzicht auf Salatsaucen ist nicht nötig. Die Grundlage für das Dressing bildet jedoch Magerjogurt anstelle von Mayonnaise.

Ob Schikoree-Orangen-Salat, Tomaten-Pilz-Salat oder Spargelsalat, eines haben diese erfrischenden Speisen alle gemeinsam – die leichte Sauce. Die Sauce ist nämlich entscheidend dafür, ob Sie mit einem Salat abnehmen oder nicht.

Die gut gewürzten Saucen aus Magerjogurt, die zur Reisdiät gehören, machen aus Gemüsesalaten perfekte Gerichte zum Abnehmen. Sie müssen also nicht auf die Freude am Essen verzichten, sondern können die hier vorgestellten Gemüsesalate bewusst genießen und gleichzeitig Pfunde verlieren.

SCHIKOREE-ORANGEN-SALAT

1

Schikoree in feine Scheiben, Orange in kleine Stücke schneiden und in eine Schüssel geben. Rosinen fein hacken.

2

Die Orange auspressen. Aus Orangensaft, Jogurt und Rosinen eine Sauce anrühren und mit Salz und Chili abschmecken.

3

Den Salat mit der Sauce vermischen und mit Hüttenkäse bestreuen.

Tipp

Damit der Schikoree nicht grün wird, muss er kühl und dunkel aufbewahrt werden. Im Gemüsefach des Kühlschranks hält er bis zu einer Woche.

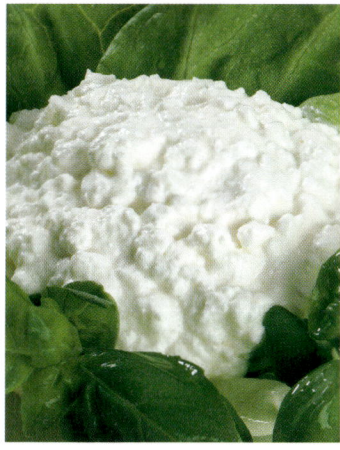

Zutaten

Für eine Portion
1 Schikoree
1/2 Orange
Saft von
1/2 Orange
1 TL Rosinen
2 EL Jogurt
Salz
Chili
1 EL Hüttenkäse

Ein fruchtig-frischer und vitaminreicher Wintersalat.

BLATTSALAT MIT MELONE

1

Kopfsalat in mundgerechte Stücke schneiden. Honigmelone in kleine Stücke, Frühlingszwiebel in feine Ringe schneiden. Frühlingszwiebel, Kopfsalat und Melone in eine Schüssel geben.

2

Aus Jogurt, Orangen- und Zitronensaft eine Marinade anrühren und mit Salz und Pfeffer abschmecken.

Zutaten

Für eine Portion
1/2 kleiner
Kopfsalat
150 g Honigmelone
3 EL Jogurt
(1,5% Fett)
2 EL Orangensaft
1/2 TL Zitronensaft
Pfeffer, Salz
1 Frühlingszwiebel

3

Den Salat mit der Marinade vermischen und mit den Frühlingszwiebelringen bestreut servieren.

Tipp

50–60 Prozent des Vitamin-C-Gehalts befinden sich in den Außenblättern, dagegen nur etwa 5 Prozent im Salatherz. Daher sollte der Kopfsalat möglichst rasch verzehrt werden, bevor die äußeren Blätter welken.

Zutaten

Für eine Portion
150 g Rotkraut
100 g säuerliche
Äpfel
2 Mandarinen
100 g Jogurt
1,5% Fett
Salz, Pfeffer

**Ein schnelles
Winteressen:
Rotkrautsalat
und Pilzcreme-
suppe (S. 119)**

ROTKRAUTSALAT MIT MANDARINEN-DRESSING

1

Das Rotkraut fein hobeln. Apfel in kleine Stücke schneiden. Madarinen in Zitronenpresse auspressen.

2

Rotkraut und Apfel in eine Schüssel geben. Jogurt mit Mandarinensaft glatt rühren.

3

Salat mit der Marinade vermischen, mit Salz und Pfeffer abschmecken.

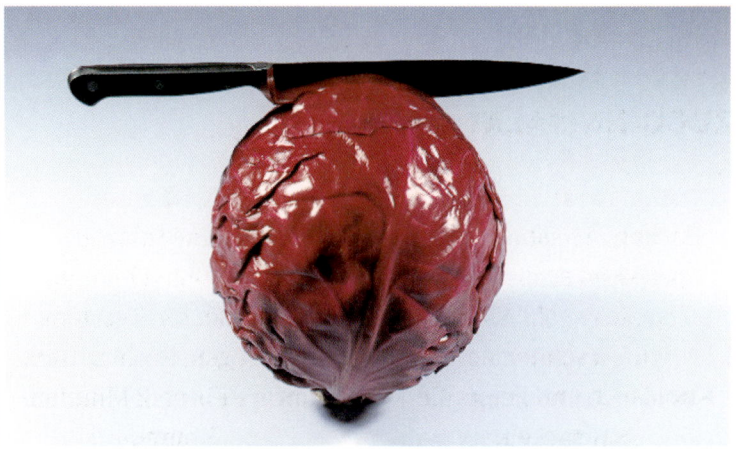

GEMÜSESALAT MIT KRÄUTERSAUCE

1

Karotte grob raspeln.
Paprika klein würfeln.
Radieschen in feine
Scheiben schneiden.
Das Gemüse in eine
Schüssel geben.

2

Den Jogurt mit den
Kräutern vermischen und
mit Salz und Pfeffer ab-
schmecken. Den Salat mit
der Jogurt-Kräuter-Sauce
vermischen.

BUNTER SALAT

1

Tomate sehr klein würfeln,
Weißkraut und Paprika in
feine Streifen,
Stangensellerie in feine
Scheiben, Frühlingszwiebel
in feine Ringe schneiden.

2

Für die Sauce die Tomatenwürfel mit Öl, Essig und den

italienischen Kräutern ver-
mischen und mit Salz und
Pfeffer abschmecken.
Etwas durchziehen lassen.

3

Weißkraut, Sellerie, Paprika
und Frühlingszwiebel in
eine Schüssel geben und
das Gemüse mit der Sauce
vermischen.

ZUCCHINISALAT

1

Zucchini in sehr dünne
Scheiben schneiden.
Tomate in sehr kleine
Würfel schneiden.
Knoblauch und Petersilie
fein hacken.

2

Öl in einer kleinen,
beschichteten Pfannen
erhitzen. Die Zucchini
hinzufügen, leicht salzen,
unter Rühren 2 Minuten
braten.

1/2 EL Petersilie
1 TL Olivenöl
1 TL Zitronensaft
Salz, Pfeffer

3

Die Zucchini sind fertig, wenn sie sich am Rand glasig verfärben. Zucchini aus der Pfanne nehmen und mit Zitronensaft vermischen.

4

Die Zucchini mit den Tomatenwürfeln, dem Knoblauch und der Petersilie vermischen. Den Salat zum Schluss mit Salz und Pfeffer abschmecken.

Zutaten

TOMATEN-PILZ-SALAT

Für eine Portion
2 Tomaten
1 TL Olivenöl
1 TL Essig
Salz, Pfeffer
100 g Champignons
2 EL Hüttenkäse
1 EL Basilikum

1

Tomaten abziehen und in sehr kleine Würfel schneiden. Mit Öl, Essig, Salz und Pfeffer verrühren. Die Sauce etwas Saft ziehen lassen.

2

Champignons in dünne Scheiben schneiden, dazugeben und alles gut vermischen. Den fertigen Salat mit Hüttenkäse und Basilikum bestreuen.

Zutaten

GURKENSALAT MIT MEERRETTICHSAUCE

Für eine Portion
1/2 Gurke
100 g Jogurt
(1,5% Fett)
1–2 TL geriebener
Meerrettich
Salz, Pfeffer
2 EL Hüttenkäse
1 EL Schnittlauch

1

Die Gurke in dünne Scheiben schneiden. Gurkenscheiben in eine Schüssel geben.

2

Jogurt mit dem geriebenen Meerrettich vermischen.

3

Die Sauce mit Salz und Pfeffer abschmecken.

4

Die Gurkenscheiben mit der Jogurt-Merrettich-sauce vermischen.

5

Schnittlauch fein hacken und den Salat mit Hüttenkäse und fein geschnittenem Schnittlauch als Garnierung anrichten. Sofort essen.

SELLERIE-KAROTTEN-SALAT

1

Karotten grob reiben.
Sellerie fein reiben.
Petersilie fein hacken.
Karotten und Sellerie in
eine Schüssel geben.

2

Karotte und Sellerie zuerst
mit Zitronensaft, dann mit
Jogurt und Petersilie
vermischen. Salat mit Salz
und Pfeffer abschmecken.

Zutaten

Für eine Portion
200 g Karotten
100 g Sellerie
1 EL Petersilie
2 TL Zitronensaft
150 g fettarmer Jogurt
Salz, Pfeffer

SPARGELSALAT

1

Grüner Spargel muß nicht
geschält werden, man sollte
nur die Schnittfläche etwas
abschneiden.

2

Spargel in reichlich
kochendem Salzwasser ca.
18 Minuten garen. Der
Spargel soll weich sein,
aber noch einen leichten
Biss haben. Spargel aus
dem Wasser heben.

3

150 ml Spargelkochwasser
mit Zitronensaft, Essig,
Öl, Salz, Pfeffer und fein
gehackter Petersilie
vermischen.

4

Den Spargel in eine flache
Schüssel legen und mit der
Marinade übergießen.
Dann den Spargelsalat
noch etwas durchziehen
lassen.

Zutaten

Für eine Portion
500 g grüner
Spargel
Salz
2 TL Zitronensaft
1 TL Essig
1 TL Öl
Salz, Pfeffer
1 EL Petersilie

APFEL-KAROTTEN-SALAT

1

Karotte und Apfel grob
raspeln, mit Zitronensaft,
Jogurt und fein gehackten
Rosinen vermischen.

2

Diese Rohkostmischung mit
Salz und Pfeffer
abschmecken und gleich
servieren.

Zutaten

Für eine Portion
100 g Karotten
100 g säuerliche
Äpfel
1 TL Zitronensaft
100 g Jogurt
(1,5% Fett)
2 TL Rosinen
Salz, Pfeffer

SAUERKRAUTSALAT

Zutaten

Für eine Portion
200 g Sauerkraut
1/2 grüne Paprika
1 kleine Orange
1 TL Öl
Salz, Pfeffer

1

Paprika in feine Streifen, Orange in kleine Stücke schneiden. Eine Marinade aus Öl, Salz und Pfeffer anrühren.

2

Sauerkraut, Paprika und Orange in eine Schüssel geben, mit der Marinade übergießen, mischen und etwas durchziehen lassen.

Der sehr Vitamin-C-haltige Sauerkrautsalat ist etwas für kräftige Mägen.

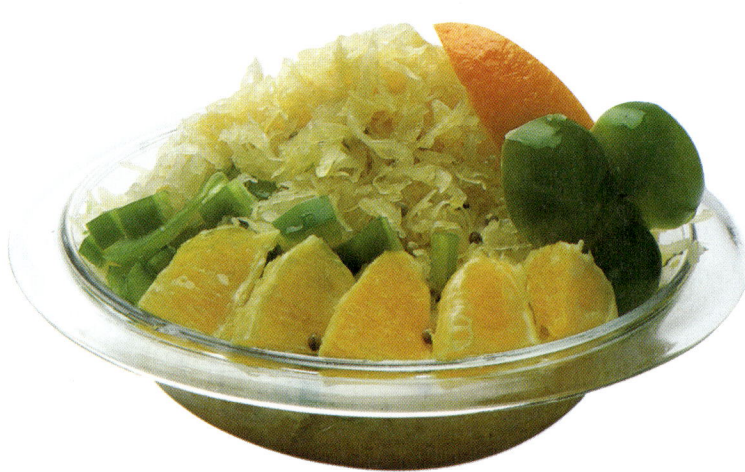

KRAUTSALAT MIT KÜMMEL

Zutaten

Für eine Portion
250 g Weißkraut
1/4 Zwiebel
1/4 TL Kümmel
150 g Jogurt
(1,5% Fett)
1–2 TL Essig
Salz, Pfeffer

1
Weißkraut fein hobeln. Zwiebel fein hacken.

2
Weißkraut mit Zwiebel und Kümmel in eine

Schüssel geben. Jogurt mit Essig verrühren.

3
Salat mit der Jogurt-Sauce vermischen, mit Salz und Pfeffer abschmecken.

ROTE-BETE-SALAT

1

Rote Bete und Sellerie fein, Apfel grob raspeln und in eine Schüssel geben.

2

Aus Zitronensaft, Senf und Kefir eine Sauce anrühren. Sauce mit Salz und Pfeffer abschmecken und mit dem Gemüse vermischen.

3

Den Rote-Bete-Salat auf den Kopfsalatblättern anrichten und mit der fein gehackten Petersilie bestreuen.

Zutaten

Für eine Portion
150 g rote Bete
je 50 g Sellerie,
Apfel, Kefir
(1,5% Fett)
1 TL Zitronensaft
1 TL Senf
5 Blätter Kopfsalat
1/2 EL Petersilie

SPINATSALAT

1

Die Knoblauchzehe fein hacken. Die Tomate vierteln. Die Paprika klein würfeln.

2

Den tropfnassen Spinat mit etwas Salz in einen Topf geben und zugedeckt bei guter Hitze in 2 Minuten zusammenfallen lassen (tiefgekühlten Spinat über Wasserdampf auftauen).

3

Spinat in einem Sieb abtropfen lassen, in mundgerechte Stücke schneiden, mit Gemüse vermischen.

4

Den Spinat auf einem großen Teller anrichten und mit den Tomaten und der Paprika garnieren.

5

Aus dem Olivenöl, etwas Zitronensaft, Jogurt, einer halben Knoblauchzehe und Dill eine Marinade anrühren und mit Salz und Pfeffer abschmecken. Die Marinade über den Salat gießen und durchziehen lassen.

Tipp

Sie können diesen Salat auch mit Mangold zubereiten.

Zutaten

Für eine Portion
1 kleine Tomate
1/4 rote Paprika
200 g Spinat
Salz
1/2 Knoblauchzehe
1 TL Olivenöl
1 EL Zitronensaft
2 EL Jogurt
(1,5% Fett)
1 EL Dill
Pfeffer

RUSSISCHER SALAT

Zutaten

Für eine Portion
50 g Karotten
50 g Sellerie
50 g junge Erbsen,
tiefgekühlt
1 TL Kapern
1 EL Petersilie
100 g Jogurt
(1,5% Fett)
1 TL Zitronensaft
1 TL Senf
Salz, Pfeffer

1

Karotten und Sellerie klein würfeln und in einem Siebeinsatz über Wasserdampf 5 Minuten garen.

2

Die Erbsen hinzufügen und noch weitere 3 Minuten garen. Das Gemüse soll noch einen leichten Biss haben.

3

Kapern und Petersilie fein hacken und mit dem Gemüse zusammen in eine Schüssel geben.

4

Aus Jogurt, Zitronensaft und Senf eine Marinade anrühren und mit Salz und Pfeffer abschmecken.

5

Den Salat mit der Marinade vermischen und anschließend im Kühlschrank etwas durchziehen lassen.

FENCHEL-ANANAS-SALAT

Zutaten

Für eine Portion
1 kleine Fenchel-
knolle (200 g)
50 g Ananas
Saft von
1/2 Orange
1 TL Honig
Salz
Chili
1 TL Mandelsplitter

1

Die Fenchelknolle zerteilen und in sehr feine Streifen schneiden. Die Ananas in kleine Stücke schneiden. Alles zusammen in eine Schüssel geben.

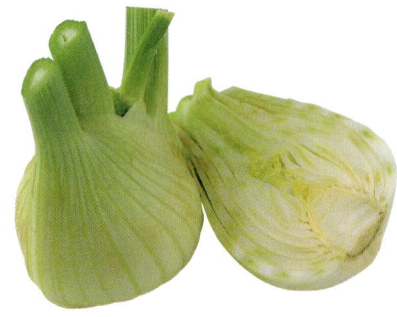

2

Den Orangensaft mit Honig, Salz und Chili zu einer Salatsauce verrühren.

3

Den Salat mit der Sauce vermischen und mit den Mandelsplittern bestreuen.

BLUMENKOHLSALAT

1

Blumenkohl zugedeckt in einem Siebeinsatz über Wasserdampf in 8 Minuten bissfest garen. Dann den Blumenkohl in eine Schüssel geben.

Stücke schneiden, mit Olivenöl, Essig, Kräutern und fein gehackten Oliven vermischen und mit je einer Prise Salz und Pfeffer abschmecken.

3

2

Für die Sauce die Tomate abziehen und in sehr kleine

Die Blumenkohlröschen gut mit der Tomatensauce vermischen.

Für eine Portion
200 g Blumenkohl,
in kleinen Röschen
1 Tomate
1 TL Olivenöl
1 TL Essig
1 EL italienische
Kräuter, tiefgekühlt
4 schwarze Oliven
Salz, Pfeffer

Süßspeisen mit 150 kcal

Die Lust auf Süßes sollten Sie nicht unterdrücken. Wenn Sie nämlich Ihren Appetit auf Süßes ständig bremsen, wird unausweichlich der Moment kommen, in dem Sie die Beherrschung verlieren und sich hemmungslos auf eine Tafel Schokolade stürzen. Verwöhnen Sie sich darum gleich zu Beginn der Diät mit süßen Genüssen, die nicht dick machen. So ist z. B. ein Obstsalat oder eine Jogurt-Vanille-Creme ebenso erlaubt wie eine gebackene Banane mit Orangensauce oder ein Zwetschenkompott.

Der Heißhunger auf fetthaltige Süßigkeiten wird unterdrückt, wenn Sie regelmäßig in Ihre Diät süße Nachspeisen, z. B. aus Obst und Jogurt, einplanen.

HAUPTMAHLZEIT AUS KALORIENBAUSTEINEN

Eine gelungene Kombination für eine Hauptmahlzeit sind Suppe und Süßspeise, die zwei 150-kcal-Bausteine ausmachen, z. B.:
* Chinesische Nudel-

Gemüse-Suppe und Melone mit Hüttenkäse
* Minestrone und Aprikosencreme
* Erbsencremesuppe und Pfirsich mit Erdbeersauce

APFELDESSERT

Für eine Portion
200 g Äpfel
1 Mandarine
1 TL Honig
1 Prise Zimt

1

Äpfel schälen, in große
Schnitze schneiden.

2

Apfelschnitze in einen
gelochten Dämpfeinsatz
geben. Zugedeckt über

Wasserdampf 4 Minuten
garen.

3

Apfel mit Honig,
Zimt und Mandarinensaft
mit dem Mixstab
fein pürieren.

**Äpfel gibt es zwar
das ganze Jahr
über – am besten
schmecken sie
jedoch zur Ernte-
zeit.**

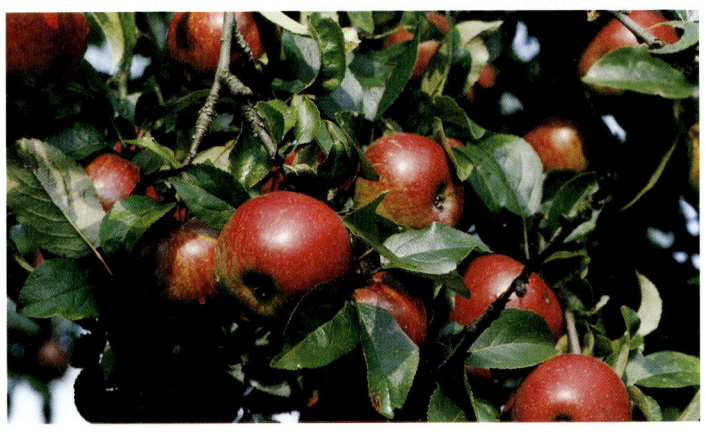

GEBACKENE BANANE MIT ORANGENSAUCE

Für eine Portion
1 Banane, geschält
Saft von
1/2 Orange
1/2 TL Zitronensaft
1 Zitrone,
unbehandelt
1 Prise Zimt

1

Die Banane in Alufolie
wickeln und im vorge-
heizten Ofen bei mittlerer
Hitze 10 Minuten backen.

2

Banane auf einen
Teller legen.

3

Die Orange aus-
pressen. Orangen- und
Zitronensaft, etwas
abgeriebene Zitronen-
schale und eine Prise
Zimt verrühren.
Die Banane mit der
Fruchtsauce übergießen.

ERDBEER-PFIRSICH-SALAT

1

Pfirsiche und Erdbeeren in kleine Stücke schneiden und in eine Schüssel geben und mit dem Orangensaft vermischen.

2

Vanilleschote längs aufschneiden und das

Vanillemark mit einem kleinen Messer herauskratzen.

3

Jogurt mit Honig und Vanillemark verrühren und diese Mischung über den Fruchtsalat gießen. Sofort verzehren.

Zutaten

Für eine Portion
100 g Pfirsich
100 g Erdbeeren
Saft von
1/2 Orange
1 Vanilleschote
50 g Jogurt
(1,5% Fett)
1/2 TL Honig

APRIKOSENCREME

1

Aprikosen in kleine Stücke schneiden, mit Honig, Zimt und Zitronensaft mit dem Handmixstab fein pürieren.

2

Das Aprikosenpüree in den Magerquark einrühren und gekühlt servieren.

Zutaten

Für eine Portion
100 g Aprikosen
1 TL Honig
1 Prise Zimt
1 TL Zitronensaft
100 g Magerquark

BRATAPFEL

1

Das Kernhaus des Apfels ausschneiden – am einfachsten geht das mit einem Apfelstecher.

2

Haselnüsse und Rosinen fein hacken, mit Zimt und der Zitronenschale

vermischen. Dann den Apfel mit der Masse füllen.

3

Den gefüllten Apfel in eine kleine beschichtete Form setzen und im vorgeheizten Ofen bei mittlerer Hitze 30 Minuten goldbraun backen.

Zutaten

Für eine Portion
1 großer säuer-
licher Apfel
1 TL Haselnüsse
1 TL Rosinen
1 Prise Zimt
Etwas abgeriebene
Zitronenschale

WINTERLICHER FRUCHTSALAT

Zutaten

Für eine Portion
1/2 Apfel
1/2 Orange
1/2 Banane
1/2 Kiwi
Saft von
1/2 Orange
1/2 TL Honig

1

Apfel und Orange in kleine Stücke schneiden, Banane und Kiwi in dünne Scheiben.

2

Apfel-, Orangen- und Kiwistücke in eine Schüssel geben.

3

Orangensaft mit dem Honig verrühren und dann mit den Früchten vermischen.

Frische Waldbeeren mit Jogurt übertreffen jeden Fruchtjogurt aus dem Supermarkt.

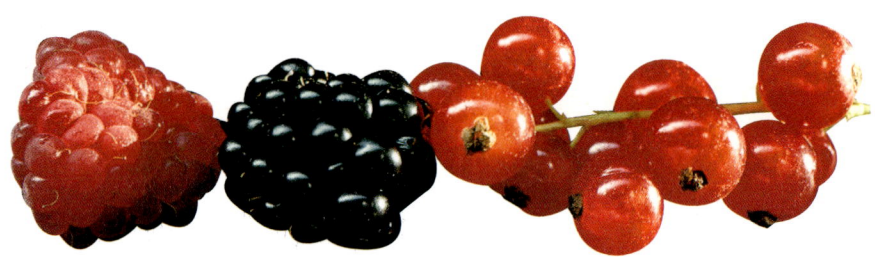

HIMBEERJOGURT

Zutaten

Für eine Portion
100 g Himbeeren
(auch tiefgekühlt)
100 g Jogurt
(1,5% Fett)
1 TL Honig

1

Himbeeren säubern und kurz abbrausen. Die gut abgetropften Früchte in eine kleine Schüssel geben.

2

Jogurt mit dem Honig zu einer glatten Creme verrühren. Dann mit den Himbeeren vermischen.

ZWETSCHENKOMPOTT

1

Die entkernten und halbierten Zwetschen mit Wasser, braunem Zucker, Zimt und der Zitronenschale in einem kleinen Topf langsam zum Kochen bringen.

2

Zugedeckt bei milder Hitze 5 Minuten köcheln lassen.

TIPP

Das Zwetschen-Kompott schmeckt kalt ebensogut wie warm.

Zutaten

Für eine Portion
200 g Zwetschen
100 ml Wasser
1 TL brauner
Zucker
1 gute Prise Zimt
Etwas abgeriebene
Zitronenschale

MELONE MIT HÜTTENKÄSE

1

Melone in kleine Stücke schneiden und in eine kleine Schale geben.

2

Orangensaft mit dem Jogurt verrühren und über die Melone gießen.

Zutaten

Für eine Portion
200 g Honigmelonen
Saft von
1/2 Orange
50 g Jogurt
(1,5% Fett)

HONIGMELONE

Melonen wirken harntreibend und regen die Galle an. Außerdem enthalten sie eine Menge wichtiger Mineralstoffe wie Kalium und Kalzium. Darüber hinaus haben 100 g Honigmelone nur 21 Kalorien.

PFIRSICH MIT ERDBEERSAUCE

1

Die Erdbeeren mit dem Honig im Mixer fein pürieren und dann die Fruchtsauce durch ein Sieb streichen.

2

Pfirsiche in Spalten schneiden, in ein Schälchen geben und mit der Erdbeersauce übergießen.

Zutaten

Für eine Portion
100 g Erdbeeren
1 TL Honig
200 g Pfirsiche

Zutaten

ERDBEEREIS

Für eine Portion
2 Orangen
400 g Erdbeeren
1 EL Honig

1

Orangen auspressen.
Orangensaft mit Erdbeeren
und Honig mit dem Mixstab
fein pürieren. Das Püree
durch ein Sieb streichen.

2

Erdbeerpüree in eine
kleine Plastikdose geben

und verschließen.
Die Dose 2 Stunden
in das Tiefkühlfach
stellen.

3

Alle 30 Minuten
einmal kräftig umrühren,
damit sich keine
Eiskristalle bilden.

**Eis aus frischen
Erdbeeren –
etwas für
Schleckermäuler!**

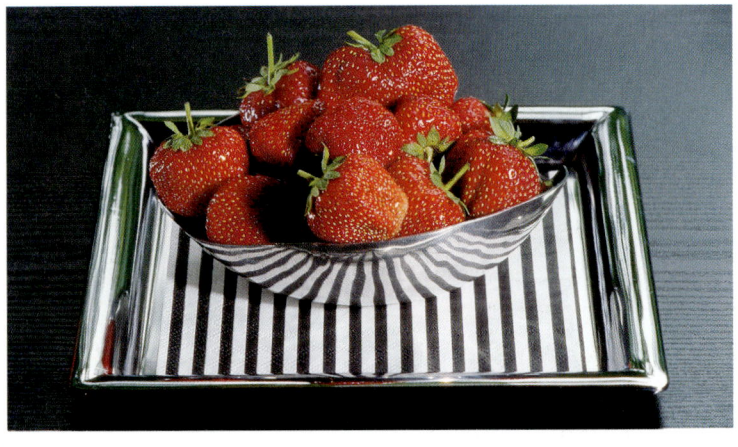

Zutaten

SOMMERFRUCHTSALAT

Für eine Portion
100 g Aprikosen
50 g rote Johannis-
beeren
100 g Netzmelonen
1 Orange
1 TL Honig

1

Aprikose in kleine
Stücke schneiden.
Johannisbeeren von den
Stielen zupfen. Melone in
kleine Stücke schneiden.
Orange auspressen.

Orangensaft mit Honig
verrühren.

2

Die Früchte in eine
Schüssel geben. Mit dem
Orangensaft vermischen.

MANGOCREME

1

Die Mango in kleine Stücke schneiden, mit dem Handmixstab fein pürieren.

2

Dann das Mangopüree mit Jogurt, Zitronensaft und Honig gut verrühren.

Drinks mit 150 kcal

Milchmixgetränke mit fettarmem Jogurt oder Buttermilch sind wertvolle Bestandteile der gesunden Ernährung, die nicht dick machen. Milchmixgetränke enthalten reichlich Kalzium, den Stoff, der die Knochen festigt, und sie versorgen unseren Körper außerdem mit leicht verdaulichem Eiweiß und reichlich Vitaminen. Planen Sie darum Milchmixgetränke in Ihr Tagesprogramm ein. Besonders im Sommer, wenn der Appetit geringer und der Durst groß ist, sind sie eine willkommene Erfrischung. Eine Hauptmahlzeit kann aus einem fruchtigen Milchdrink zu Suppe oder Salat bestehen. Leckere Kombinationen sind beispielsweise:

✳ Ein feinaromatischer Spargelsalat in einer frischen Essig-Kräuter-Marinade. Dazu gibt es einen geschmacklich ebenfalls milden Bananen-Jogurt-Flip.

✳ Zu grünem Eintopf mit Brokkoli oder Borschtsch passt ein Glas Mango-Mix besonders gut.

✳ Oder Sie entscheiden sich für eine herzhaftere Zusammenstellung: Wählen Sie den Gemüsetopf Florenz und mixen Sie sich dazu einen Orangen-Buttermilch–Drink.

ORANGEN-BUTTERMILCH-DRINK

1

Alle Zutaten in ein Glas geben, gut verrühren.

2

Glas mit Orangenscheibe garnieren. Sofort servieren.

Zutaten

Für ein Glas
100 g Jogurt
(1,5% Fett)
1 Banane
100 ml eiskaltes
Wasser

BANANEN-JOGURT-FLIP

1
Den Jogurt mit
Bananenstücken und
Wasser im Mixer oder
mit dem Mixstab
vermischen.

2
Alles in ein Glas geben.

Achtung
Bewahren Sie Bananen nie
im Kühlschrank auf.

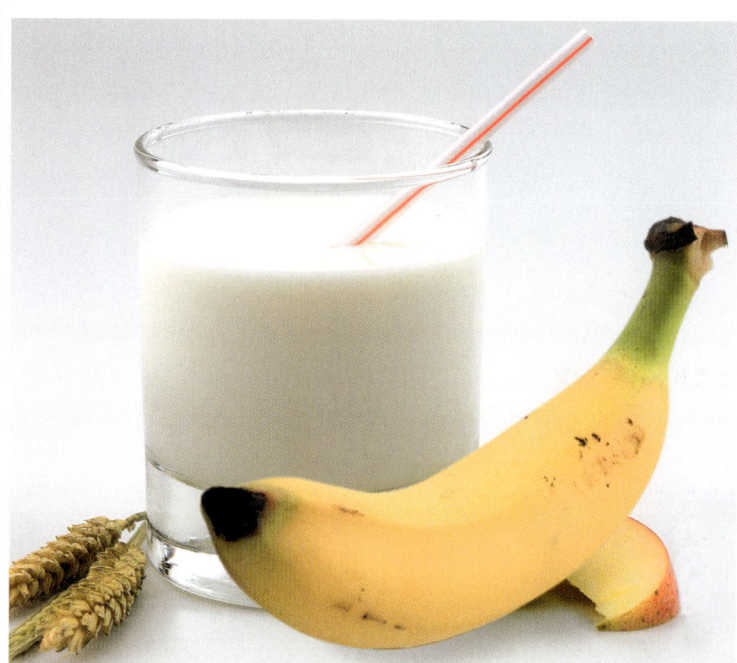

**Cocktails aus
Jogurt, Milch
und Co.**

Zutaten

Für ein Glas
100 g Aprikosen
100 g Kefir
(1,5% Fett)
100 ml kaltes
Wasser
1 TL Honig

APRIKOSEN-KEFIR-FLIP

1
Die Aprikosen in kleine
Stücke schneiden.
Diese dann mit Kefir,
Wasser und Honig im Mixer
oder mit dem Mixstab
vermischen.

2
Alles in ein Glas geben.

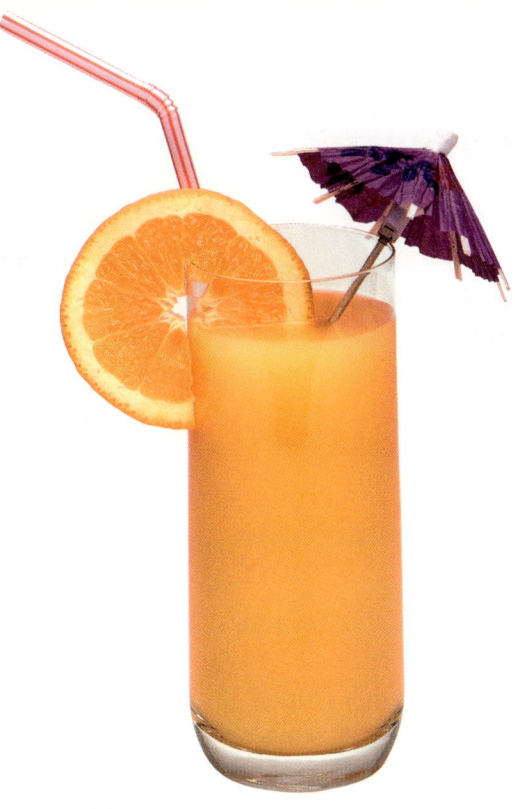

Die tägliche Vitaminbombe in der kalten Jahreszeit: ein Glas Orangensaft.

MANGOMIX

1

Mangos in kleine Stücke schneiden. Diese mit dem Orangensaft im Mixer oder mit dem Mixstab fein pürieren.

2

Alles in ein Glas geben.

Zutaten

*Für ein Glas
100 g Mangos
200 ml Orangen-
saft*

ANANASMIX

1

Die Ananas in Stücke schneiden, dann die Ananas mit Wasser und Honig im Mixer oder mit dem Handmixstab fein pürieren.

2

Dann den Ananassaft durch ein Sieb streichen. Alles in ein Glas geben. Sofort trinken.

Zutaten

*Für ein Glas
200 g frische
Ananas
200 ml Wasser
1 TL Honig*

GRAPEFRUIT-BUTTERMILCH-DRINK

Für ein Glas
100 ml Saft von
einer Grapefruit
150 ml Buttermilch
1 TL Honig

Alle Zutaten in ein Glas geben und mit einem Löffel gut verrühren.

Tipp

Rosa Grapefruits sind süßer und milder als die gelben.

Bausteine mit ca. 100 kcal

Zwischenmahlzeiten

Wenn Sie zwischen den Hauptmahlzeiten großen Hunger bekommen, können Sie sich am Vormittag und am Nachmittag einen Imbiss zubereiten, z.B. Knäckebrot mit Schinken, einen Karottensalat oder Jogurt mit Himbeeren oder Ananas.

Wenn Sie Appetit auf Frisches und Knackiges haben oder das dringende Bedürfnis, viel zu essen, dann halten Sie sich an rohes, fein geschnittenes Gemüse.

Knäckebrotvariationen

Knäckebrot mit Kräuterquark und Gurken: eine leichte Zwischenmahlzeit, die Appetit macht.

Jeweils eine Scheibe Knäckebrot wie folgt belegen:

✳ Mit 1 EL Magerquark, mit Kräutern gemischt, bestreichen und mit 1/2 hart gekochten Ei, einigen Gurkenscheiben und dünnen Radieschenscheiben belegen.

✳ Mit 1 EL Hüttenkäse bestreichen und mit 1 EL Schnittlauch, fein geschnitten, bestreuen. Dazu Tomatenviertel.

✳ 1 TL Senf und 1 EL Magerquark vermischen. Damit das Knäckebrot bestreichen, mit 25 g gekochtem Schinken (ohne Fett) belegen. Einige Gurkenscheiben und Paprikastreifen darauf geben.

Kleine Rohkostsalate

Dazu jeweils eine Scheibe Knäckebrot essen.

RETTICHSALAT

1

Den Rettich fein reiben, mit Jogurt, Essig und Schnittlauch vermischen.

2

Alles mit Salz und Pfeffer abschmecken und etwas durchziehen lassen.

Zutaten

Für eine Portion
200 g Rettiche
2 EL Jogurt
(1,5% Fett)
1 TL Essig
1 EL Schnittlauch,
klein geschnitten
Salz, Pfeffer

KAROTTENSALAT

1

Die fein geriebenen Karotten mit dem Orangensaft vermischen und mit Salz und Chili abschmecken.

2

Die fein gehackte Petersilie unter den Magerquark rühren, das Knäckebrot damit bestreichen und zum Salat essen.

Zutaten

Für eine Portion
150 g Karotten
1 EL Orangensaft
Salz
1 Prise Chili
1 EL Magerquark
1 TL Petersilie

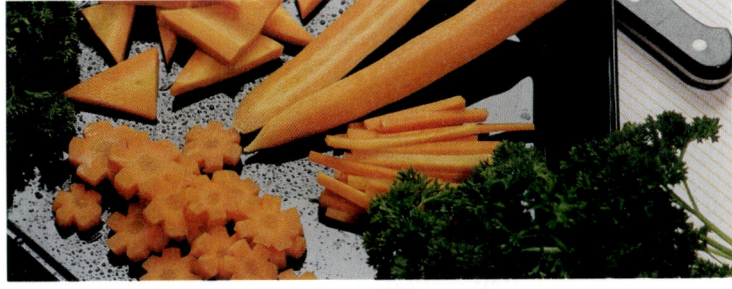

SELLERIESALAT

1

Den Sellerie fein und den Apfel grob reiben. Obst und Gemüse in eine Schüssel geben.

2

Mit Jogurt, Senf und Zitronensaft vermischen. Mit Salz und Pfeffer abschmecken.

Zutaten

Für eine Portion
100 g Sellerie
50 g Äpfel
1 EL Jogurt
(1,5% Fett)
1/2 TL Senf
2 TL Zitronensaft
Salz, Pfeffer

*Für eine Portion
200 g Gurken, in
dünnen Scheiben
2 EL Jogurt
(1,5% Fett)
Salz, Pfeffer*

*Für eine Portion
200 g Fenchel
2 EL Jogurt
(1,5% Fett)
2 EL Orangensaft
Salz, Pfeffer*

GURKENSALAT

1
Gurke in Scheiben schneiden mit Jogurt vermischen.

2
Alles mit Salz und Pfeffer abschmecken.

FENCHELSALAT

Den Fenchel fein schneiden. Dann alle

Zutaten gut miteinander vermischen.

WELCHE LEBENSMITTEL HABEN 100 KCAL?

100 g Jogurt (1,5% Fett), mit 100 g Obst vermischt, ergeben 100 kcal, z.B.:

* Aprikose
* Birne
* Erdbeere
* Honigmelone
* Mango
* Nektarine
* Pfirsich
* Zwetsche

Wird der Jogurt mit 1/2 TL Honig gesüßt, muss die Obstmenge auf 50 g reduziert werden.

Obst
* 200 g frische Ananas
* 200 g Äpfel
* 200 g Aprikosen

* 1 Banane
* 200 g Birne
* 200 g Brombeeren
* 300 g Erdbeeren
* 1 Grapefruit
* 200 g Honigmelone
* 200 g Kirschen
* 2 Mandarinen
* 200 g Mangos
* 200 g Nektarinen
* 1 große Orange
* 200 g Pfirsiche
* 150 g Weintrauben
* 200 g Zwetschen

Milchgetränke
* 200 ml Magermilch
* 300 ml Buttermilch
* 200 ml Dickmilch
(1,5% Fett)

Frisches Gemüse mit 100 kcal

Beispielsweise haben 500 Gramm frische Paprika und 800 Gramm Radieschen nur 100 Kilokalorien – das ist verschwindend wenig bei derart riesigen Portionen.

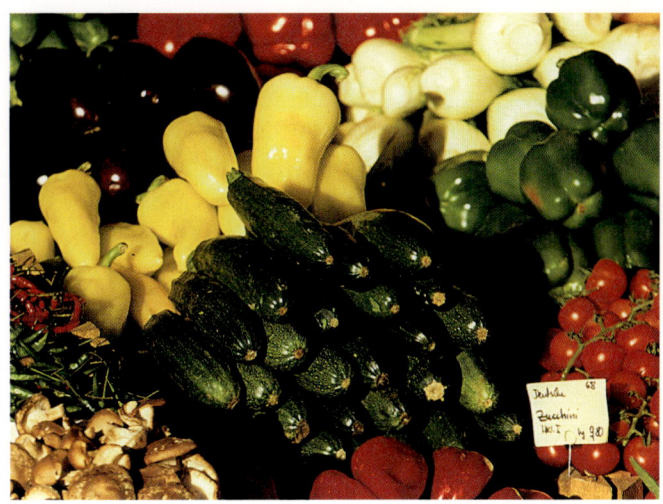

Die folgende Gemüseliste macht deutlich, dass Sie bei größerem Hunger unbesorgt den Gemüseanteil in den Rezepten erhöhen können.

Bei Öl und Butter allerdings müssen Sie sich genau an die Angaben halten, denn Fett macht fett. Gemüse dagegen macht schlank und satt.

Von diesem knackigen Gemüse können Sie ruhig auch mal mehr essen, es ist sehr kalorienarm.

* 300 g Fenchel
* 800 g Gurken
* 350 g Karotten
* 400 g Kohlrabi
* 500 g Paprika
* 800 g Radieschen
* 800 g Selleriestangen
* 500 g Tomaten

Hauptmahlzeiten mit 300 Kilokalorien, die sich aus drei 100-kcal-Bausteinen zusammenstellen lassen, sind praktisch für unterwegs oder wenn keine Zeit zum Kochen ist.

* Gurkensalat – 1 Scheibe Knäckebrot mit Kräuterquark und hart gekochtem Ei – 200 g frische Ananas
* 1 Scheibe Knäckebrot mit Hüttenkäse und Tomate – 1 Scheibe Knäckebrot mit Schinken, Gurke und Paprika – Jogurt mit Erdbeeren
* Rettichsalat – 1 Scheibe Knäckebrot mit Hüttenkäse und Tomate – 1 Glas Buttermilch
* Karottensalat – Jogurt mit Honigmelone – 1 Banane

SPEISEPLAN – STUFE 1 DER REISDIÄT

Das Siebentageprogramm zum raschen Abnehmen setzt auf eine strikte Diät mit einer Dauer von vier bis sieben Tagen. Die ideale Tageseinteilung könnte so aussehen:

Gesund und schnell ungeliebte Pfunde verlieren – mit dem Siebentage-programm der Reisdiät kein Problem!

Frühstück
* 1 Scheibe Vollkorntoast mit Banane
* Oder Porridge mit geriebenem Apfel
* Kräutertee oder grüner Tee

Zwischen-mahlzeit
* 1 Stück Obst (Apfel, Orange, Grapefruit, Birne oder je nach Jahreszeit)

Mittagessen
* 1 Portion gekochter Reis
* Oder 1–2 Stück Gemüse (Kohlrabi, Karotte oder roter Paprika)
* =der eine Portion Rohkost

Zwischen-mahlzeit
* 1 Stück Obst (Apfel, Orange, Grapefruit, Birne oder je nach Jahreszeit)

Abendessen
* Reissuppe oder Hafersuppe
* Oder 1–2 Stück Gemüse (Kohlrabi, Karotte oder roter Paprika)
* Oder eine Portion Rohkost

Getränke
* Mineralwasser
* Kräutertee
* Grüner Tee

Die Getreidegerichte können auch ausgetauscht werden. Sie sollten fünfmal am Tag Obst oder Gemüse essen. Nach 18 Uhr sollten sie jedoch nichts mehr zu sich nehmen.

SPEISEPLAN – STUFE 2 DER REISDIÄT

So setzen Sie Ihr Diätprogramm mit 1100 Kilokalorien aus verschiedenen Kalorienbausteinen zusammen:

Frühstück (ca. 300 kcal)	✳ Müsli oder Cornflakes ✳ Belegte Vollkorntoasts oder -brote ✳ Rohes Gemüse oder Obst ✳ Reisgerichte ✳ Milchprodukte
Zwischen- mahlzeit (ca. 100 kcal)	✳ Milchprodukte ✳ Belegte Knäcke- oder Vollkornbrote ✳ Jogurt mit Obst ✳ Rohkostsalate oder Gemüse
Mittagessen (ca. 300 kcal)	✳ Sattmachersalate ✳ Reis-, Gemüse- oder Nudelgerichte ✳ Salat und Suppe, Suppe und Dessert oder Salat und Dessert ✳ Toasts
Zwischen- mahlzeit (ca. 100 kcal)	✳ Milchprodukte und -getränke ✳ Belegte Knäcke- oder Vollkornbrote ✳ Jogurt mit Obst ✳ Rohkostsalate oder Gemüse
Abendessen (ca. 300 kcal)	✳ Sattmachersalate ✳ Rohkostsalate mit belegtem Knäckebrot ✳ Milch- und Sauermilchgetränke ✳ Reis-, Gemüse- oder Nudelgerichte ✳ Suppen oder Toasts mit leichten Desserts

Das »gemäßigte« Diätprogramm sieht täglich 1100 Kilokalorien vor. Diese Menge ist ausreichend, um ein ständiges Hungergefühl zu verhindern.

Dauerhaft schlank mit gesunder Ernährung

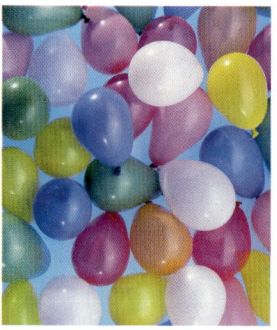

Leicht und bunt essen bleibt auch in Zukunft Ihre Ernährungsdevise!

Sie haben Ihr Wunschgewicht erreicht und fühlen sich wohl in Ihrer Haut und mit Ihrer neuen Figur. Sie haben gelernt, weniger zu essen, vor allem aber, das Richtige zu essen. Sie haben viel Disziplin aufgebracht und sicher auch das eine oder andere Mal, trotz größter Verlockungen, an Ihrer Diät festgehalten. Während der Diät haben Sie Ihr Essverhalten geändert und ein Bewusstsein für leichtes Essen entwickelt.

Das Idealgewicht behalten

Damit nicht alle Mühen umsonst gewesen sind, geht es jetzt darum, das erreichte Wunschgewicht langfristig zu halten. Eines ist sicher: Wenn Sie zu den alten Essgewohnheiten zurückkehren, viel Süßes und Fettes zu sich nehmen, kommen die mühsam abgenommenen Pfunde sehr schnell wieder zurück. Wenn Sie zu Ihren alten Essgewohnheiten zurückkehren, werden Sie wahrscheinlich bald mehr Pfunde auf die Waage bringen als vorher, denn durch die Diät hat sich Ihr Körper auf eine geringere Kalorienzufuhr eingestellt.

Innerhalb einer Woche sollten nur zweimal Fleischgerichte und dreimal Fisch auf den Tisch kommen. Der Schwerpunkt soll auf vollwertiger und frischer Kost liegen.

Es gibt nur eine Möglichkeit, schlank zu bleiben, und die heißt: Langfristig richtig essen. Das bedeutet nicht, dass Sie nun für immer Diät halten müssen – ganz im Gegenteil. Mit einer vollwertigen Ernährung können Sie sich nach Herzenslust satt essen, ohne die Kalorien zählen zu müssen, und Sie halten dabei trotzdem Ihr Wunschgewicht.

ZWEI GOLDENE REGELN, UM SCHLANK ZU BLEIBEN

Regel 1

Das Essen soll zu 60 Prozent aus pflanzlichen Nährmitteln wie Gemüse, Obst, Getreide, Vollkornprodukten, Hülsenfrüchten und Kartoffeln bestehen. Damit können Sie sich richtig satt essen und erhalten alle wichtigen Nährstoffe.

Regel 2

Beim Fett sparen: Butter, Öl, Käse, Sahne und Crème fraîche gibt es nur in kleinen Mengen. Auch mageres Fleisch und fettarme Wurst nur zweimal wöchentlich in kleinen Portionen – Fleisch 150 g, Wurst 50 g – essen. Lieber Klasse statt Masse!

Schlemmen Sie sich schlank

Keine Angst, die zwei goldenen Regeln zum Schlankbleiben bedeuten nicht, dass Essen jetzt keinen Spaß mehr macht. Es werden nur die fetten und dick machenden Speisen abgeschafft, ansonsten können Sie essen, was Ihr Herz begehrt: große Schüsseln mit knackigen Salaten, herzhafte, deftige Eintöpfe aus Bohnen und Linsen, bunte chinesische Pfannengerichte mit viel frischem Gemüse und Hühnerfleisch, aromatische indische Currys, Jogurttörtchen, Obstkuchen, leichte Fruchtcremes und exotische Obstsalate.

Wenn Sie mit wenig Olivenöl kochen, bietet auch die Mittelmeerküche eine reiche Auswahl an Genüssen, die nicht dick machen: saftige Pasta, Risotto, gegrillter Fisch, üppige Gemüsetöpfe und zum Nachtisch viel frisches Obst.

Halten Sie sich das Fett vom Leib!

Wenn Sie schlank bleiben wollen, liegt Ihre Hauptaufgabe darin, wenig Fett zu essen. Damit Ihnen das gelingt, müssen Sie einen scharfen Blick für Fett im Essen entwickeln. Ob beim

Mixgetränke, frische Früchte oder leckere Quarkspeisen sind ideale Zwischenmahlzeiten, da sie schnell zubereitet sind. Für unterwegs ist Obst besonders gut als Imbiss geeignet.

Einkaufen, beim Kochen, beim Essen zu Hause oder im Restaurant, Sie sollten sich immer bewusst machen: »Wie esse ich wenig Fett?« Am Anfang ist das vielleicht mühsam, sich ständig mit dem Fett im Essen zu beschäftigen, aber bald haben Sie alles fest im Griff.

»Schlank« essen fängt beim Einkauf an

Für fettreiche Lebensmittel gilt: Was Sie nicht einkaufen, können Sie auch nicht essen! Besorgen Sie sich eine Kalorientabelle und nehmen Sie sie zum Einkaufen mit. Das hilft Ihnen bei der Auswahl fettarmer Lebensmittel.

Tipp

Schreiben Sie sich am besten zu Hause einen Einkaufszettel, an den Sie sich dann auch strikt halten. So geraten Sie nicht in Versuchung, falsche Lebensmittel zu kaufen.

Milchprodukte

Wählen Sie nur fettarme Milchprodukte wie Jogurt, Kefir, Sauermilch und Buttermilch, und kaufen Sie Magerquark statt Quark mit 40 Prozent Fett.

Süße Sahne, Crème fraîche und Schmand sollten Sie nur sehr selten verwenden. Geben Sie beim Käse den kräftigen, würzigen Sorten den Vorzug. Fein gerieben zu Nudeln oder geschnitten aufs Brot, benötigen Sie nur wenig davon und haben trotzdem den vollen Käsegeschmack.

Fleisch und Wurst

In den Einkaufskorb kommen nur mageres Hühnchen- und Putenfleisch und Fisch, wobei Sie Magerfischen wie Kabeljau oder Seelachs den Vorzug geben sollten. Auf Schweinebraten, Koteletts und Hackfleisch sollten Sie verzichten. Bevorzugen Sie mageren Schinken statt Salami, Leberpastete und Cervelatwurst – probieren Sie die verschiedenen Wurst- und Schinkensorten aus Puten- oder Hühnchenfleisch. Fragen Sie beim Einkauf nach dem Fettgehalt der Wurst und entscheiden Sie sich dann für diejenige Sorte, die am wenigsten Fett enthält.

Fertiggerichte

Achten Sie bei Fertiggerichten auf den Fettgehalt und schauen Sie nach den Kalorien. Fertiggerichte, ob tiefgefroren, aus der Dose oder aus der Tüte, enthalten oft beträchtliche Mengen an unsichtbarem Fett. In den Fertigprodukten wird Fett nämlich bevorzugt als Geschmacksträger verwendet.

Greifen Sie lieber zu den tiefgefrorenen, unverarbeiteten Lebensmitteln: Kaufen Sie Fischfilets, Hühnchenbrust, Gemüsesorten wie Brokkoli, Spinat, Karotten, Bohnen, Erbsen oder Beeren. Bei diesen naturreinen Produkten bestimmen Sie bei der Zubereitung selbst, wie viel Fett Sie verwenden.

In Fertigprodukten ist neben reichlich Kochsalz auch viel Fett enthalten. Es lohnt sich allemal, sein Essen selbst zuzubereiten!

Diät- und Lightprodukte

Lesen Sie sich die Kalorienangaben auf den so genannten Lightprodukten genau durch. Denn was unter der Bezeichnung »light« oder »leicht« angeboten wird, ist es oft gar nicht. So enthalten z. B. 100 Gramm Diätgeflügelaufstrich 300 Kilokalorien, oder Sie streichen sich mit der Creme, die als Butterersatz angepriesen wird, immer noch 40 Prozent Fett aufs Brot.

Außerdem schmecken Lightprodukte durch Zusatzstoffe und spezielle Herstellungsverfahren oft sehr fett, und das steht der in Ihrem Ernährungsplan vorgesehenen Umgewöhnung des Geschmacks von fett und überwürzt auf natürlich, schlank und frisch entgegen. Da in Lightprodukten zudem das eingesparte Fett durch Zugabe von Wasser ersetzt wird, machen diese Lebensmittel auch nicht richtig satt und sind obendrein relativ teuer.

Für Diät- und Lightprodukte muss man oft tief in die Tasche greifen, und dabei halten sie meist nicht einmal, was sie versprechen.

Klebrige süße Dickmacher im Kaufhausregal lassen - immer noch das beste Rezept zum Schlankbleiben.

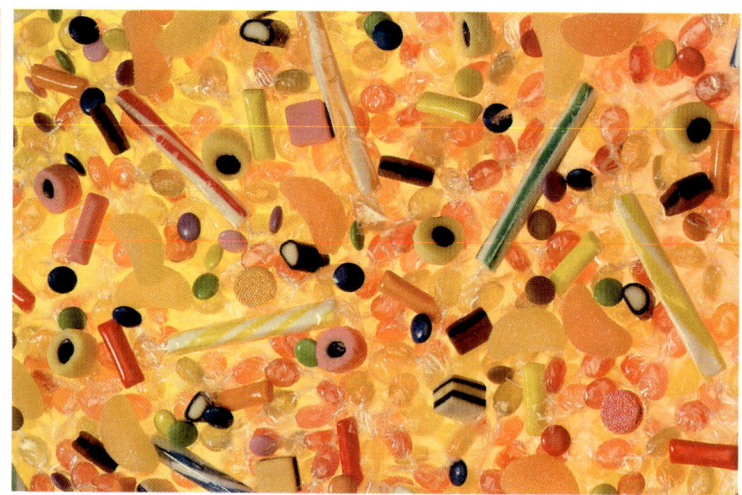

Süßigkeiten, Kuchen und Knabbergebäck

Beschränken Sie den Einkauf von Schokolade, Pralinen, Keksen, Sahnetorten, Cremeschnitten und Knabbereien wie Kartoffelchips und Käsecrackers auf ein Minimum, denn mit diesen Produkten schleppen Sie wahre Kalorienpakete nach Hause. Bleiben Sie vor allem standhaft, wenn Sie in der Schlange vor der Kasse stehen, denn dort sind die Schokoriegel geschickt platziert.

Vorsicht: Regelmäßige kleine Sünden summieren sich gewaltig!

Jetzt werden Sie fragen: »Ist ein kleiner Schokoriegel zwischendurch nicht harmlos?« – Das ist er leider nicht! Wer täglich nur einen Schokoriegel zusätzlich nascht, hat nach einem Jahr etwa vier Kilo zugenommen.

Majonäse und Fertigsaucen

Hier gilt ein striktes Verbot: Hände weg von der Majonäse, egal ob sie 80, 50 oder 30 Prozent Fettanteile hat. Salate, die sonst wenig Kalorien haben, werden, mit Majonäse angemacht, zu fetten Brocken – die als regelrechte Kalorienbomben berüchtigten russischen Eier sollten Sie nur essen, wenn Sie unbedingt zunehmen wollen.

Das Gleiche gilt für die meisten Fertigsaucen. Auch damit bringen Sie viel zu viele Fettkalorien auf den Teller. Marinieren Sie statt dessen Ihre Salate mit einer Sauce aus Jogurt (1,5% Fett), Senf und Essig oder Zitronensaft und schmecken sie mit fein gehackten Kräutern und Kapern ab. Die Salatrezepte (siehe Seite 116–124) zeigen Ihnen viele Variationsmöglichkeiten. Das Essen schmeckt auch mit wenig Fett!

Überlegen Sie deshalb bei jedem Rezept, wie Sie Fett sparen können.

* Messen Sie Öl oder Butter genau ab. Für ein Hauptgericht für vier Personen sind zwei Esslöffel Öl oder zwei Esslöffel Butter genug.

* Verfeinern Sie Saucen mit Sauerrahm (10% Fett) oder Jogurt (1,5% Fett) und nicht mit Sahne und Crème fraîche.

* Für die Zubereitung von Salaten gilt: zwei Esslöffel Öl für vier Personen.

Bevorzugen Sie hochwertige kaltgepresste Öle. Sie enthalten viele schützende Vitamine und beugen einem hohen Cholesterinspiegel vor.

* Saftig wird Salat mit Jogurt, Kefir, Zitronensaft oder einer Marinade aus winzigen Tomatenwürfeln.

* Gemüsecremesuppen brauchen keine Sahne, um gut zu schmecken.

Tipp

Für eine sämige Sauce brauchen Sie keine Sahne. Kochen Sie stattdessen eine kleine Kartoffel mit, die Sie zum Schluss zusammen mit der der Sauce pürieren.

ÜBERLISTEN SIE SICH SELBST!

Meiden Sie Vorräte an Süßigkeiten oder Chips im Haus, denn in manchen Situationen – bei einem spannendem Film, bei einer unterhaltsamen Quizsendung oder bei schlechter Laune – fällt es dem einen oder anderen schwer, der Versuchung zu widerstehen.

Für vier Personen pürieren Sie zwei Esslöffel Sauerrahm (10% Fett) oder Jogurt mit der Suppe. Noch besser ist es allerdings, wenn Sie sich auf klare Gemüsesuppen spezialisieren. An diesen Suppen mit üppigen Gemüsezutaten können Sie sich satt essen, und Sie haben pro Teller nur ca. 170 Kilokalorien verspeist. Das gilt auch für herzhafte Bohnen- und Linseneintöpfe – aber nur, wenn Sie den Speck weglassen.

Tipp

Reiben Sie den Käse für Aufläufe und Gratins sehr fein. So ist er ergiebiger, und Sie brauchen weniger davon.

Folgende Hinweise helfen Ihnen ebenfalls, bei der Zubereitung von Mahlzeiten überflüssige Fette einzusparen.

✳ Aufläufe und Gratins werden knusprig goldbraun, auch wenn man nur wenig, sehr fein geriebenen Käse und einige Butterflöckchen verwendet.

✳ Pfannkuchen backen Sie in einer beschichteten oder gusseisernen Pfanne, die Sie nur dünn mit Öl ausstreichen.

✳ Beim Braten von Hühnerbrust oder Fisch wird die Pfanne nur dünn mit Öl ausgestrichen. Fleisch kurz auf beiden Seiten anbraten und mit etwas Weißwein aufgießen. Oder Sie geben geschälte, klein gehackte Tomaten in die Pfanne und dünsten sie zugedeckt. Das Fleisch bleibt zart und bekommt eine Sauce.

✳ Kartoffelpüree nur mit heißer Magermilch cremig rühren und kräftig mit Muskat würzen.

✳ Toast mit nur wenig, aber herzhaftem Käse überbacken. Fein geschnittene Tomaten, Paprika und Gurken sowie eine Jogurt-Senf-Sauce sorgen dafür, dass der Imbiss saftig ist.

✳ Obstkuchen mit einem Hefeteigboden machen, nicht mit Mürbeteig, der viel Butter enthält.

✳ Quarkdessert mit Jogurt cremig rühren, nicht mit Sahne.

»Schlank« kochen

Wenn Sie Gerichte mit den hier vorgestellten Kochmethoden garen, leisten Sie einen wesentlichen Beitrag zu einer fettarmen und gesunden Ernährung, die leicht bekömmlich ist.

Garen über Wasserdampf

Vollkommen fettfrei kochen Sie über Wasserdampf. Dabei gart das Gemüse in einem Siebeinsatz aus Metall über dem kochenden Wasser. Es behält seine frischen Farben und sein natürliches Aroma. Besonders geeignet sind fächerförmige Einsätze, die sich jeder Topfform anpassen.

Fisch und Huhn dämpfen Sie in einem Einsatz ohne Löcher, so kann der Saft nicht verloren gehen. Wichtig ist, dass der Deckel gut schließt und das Gargut nicht mit dem kochenden Wasser in Berührung kommt.

Im Wok kochen

Wer gern exotisch isst, sollte unbedingt auch chinesisch kochen. Dazu ist ein Wok unerlässlich. Wegen des runden Bodens dieser Spezialpfanne benötigt man zum Braten nur sehr wenig Öl, und die Garzeiten betragen nur wenige Minuten.

Worauf Sie beim Garen achten sollten

Für Elektroherde gibt es auch Woks mit flachem Boden.

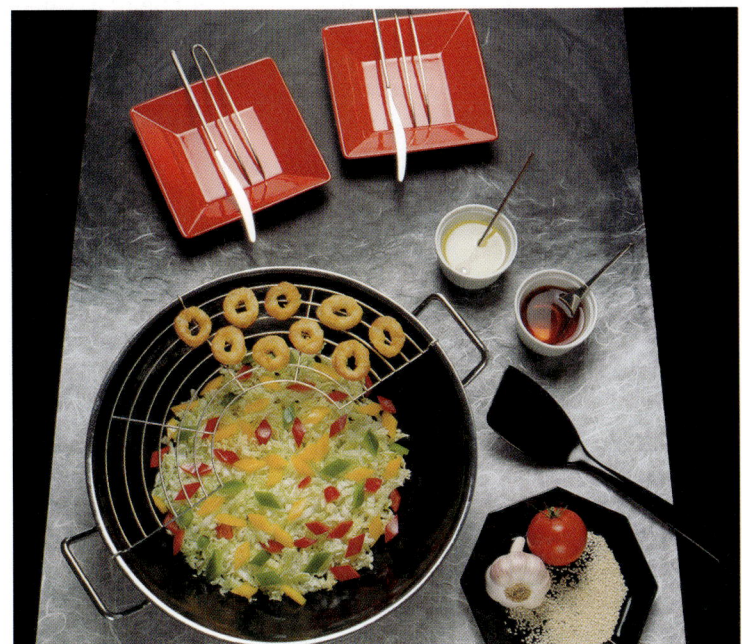

Garen im Schnellkochtopf

Auch der Schnellkochtopf eignet sich für fettarmes Kochen. Allerdings braucht zartes Gemüse, wenn es im Schnellkochtopf zubereitet wird, nur minimale Garzeiten. Hier muss man aufpassen, denn sonst wird es sehr schnell zu weich und verliert seine appetitlich frische Farbe.

Dünsten im eigenen Saft

Beim Dünsten von Lebensmitteln im eigenen Saft kommen Sie mit sehr wenig Fett aus. Dabei werden Gemüse und Fleisch kurz angebraten und dann bei schwacher Hitze zugedeckt im eigenen Saft oder unter Zugabe von etwas Flüssigkeit langsam gedünstet, bis sie gar sind.

Vom Grill

Beim Grillen oder Dünsten kommt man mit sehr wenig Fett aus. Der Geschmack der Gerichte leidet keineswegs darunter.

Auch vom Grill kommen Leckerbissen, die schlank machen. Vorausgesetzt natürlich, Sie bereiten eine Mischung aus Gemüse und magerem Fleisch zu. Achten Sie beim Grillen über offenem Feuer aber darauf, dass kein Fett in die Glut tropft, denn wenn es verbrennt, entwickeln sich gesundheitsschädigende Stoffe, die sich auf dem Fleisch festsetzen. Am besten ist es, wenn man auf einer Grillschale aus Alufolie grillt.

Aus dem großen Topf

Auch deftige Eintopfgerichte werden mit minimaler Zugabe von Fett zubereitet. In der Regel nimmt man zwei Esslöffel Öl oder Butter für vier Personen.

Für einen fettarmen Eintopf werden Zwiebeln langsam angedünstet, dann goldgelb gebraten und mit aromatischer Brühe aufgegossen. Dann gibt man, ganz nach Geschmack, Kartoffeln, Reis oder Hülsenfrüchte dazu, auch viel Gemüse und mageres Fleisch kommen in den Topf. Das Ganze wird kräftig gewürzt und bei milder Hitze geköchelt.

WER GUT WÜRZT, BRAUCHT WENIGER FETT

Die leichte Küche bekommt ihren besonderen Pfiff durch die Verwendung frischer Kräuter und spezieller Gewürze. Aber auch Senf, Sojasauce, Zitronensaft und Knoblauch, Meerrettich, Ingwer und Kapern bringen viel Geschmack ans Essen. Diese Würzmittel ersetzen bei leichtem Essen das Fett als Aromaträger.

SPORT HÄLT DAUERHAFT SCHLANK

Wenn Sie die Diät beendet haben, bleiben Sie bei Ihrem Fitnessprogramm. Sie wissen, dass regelmäßiges Training den Stoffwechsel anregt und der Körper so die Nahrung besser verbrennt. Fett wird abgebaut, Muskeln werden aufgebaut. Der Körper wird straffer, Herz und Lungen sind kräftiger. Sie fühlen sich energiegeladen und in guter Stimmung. Außerdem mindert regelmäßige Bewegung auch den Appetit!

Kochmethoden, die dick machen!

Frittieren

Eine Fritteuse sollten Sie nur ausnahmsweise benutzen, denn frittierte Nahrungsmittel sind immer sehr fett, auch wenn Sie die Pommes frites oder das Schnitzel vor dem Servieren abtropfen lassen. Dazu kommt, dass in dem stark erhitzten Öl gesundheitsschädigende Stoffe entstehen können.

Braten in der Pfanne mit viel Fett

Wenn das Öl hoch in der Pfanne steht, saugt sich das Bratgut damit voll. Getreideküchlein, kurz gebratenes Fleisch, Kartoffelpuffer, Omelettes oder Crêpes bringen bei dieser Zubereitungsart gänzlich überflüssige Fettkalorien auf den Teller.

Verlassen Sie sich beim Abmessen von Butter oder Öl nicht auf Ihr Augenmaß, sondern verwenden Sie dazu einen Esslöffel.

ENTSCHEIDEN SIE SICH FÜR SCHLANK

Kräuter und Gewürze verleihen der gesunden Küche ihren Pfiff.

Als Aperitif:	Frisch gepresster Orangensaft statt Sherry
Als Vorspeise:	Spargelsalat statt Räucherlachs mit Sahnemeerrettich
Als Salatsauce:	Jogurt- statt Majonäsedressing
Als Suppe:	Klare Gemüsesuppe mit Kräutern statt Gemüsecremesuppe mit Sahnehäubchen
Zu Nudeln:	Tomatensauce mit Pilzen statt Sahnesauce mit Fleisch
Als Beilage:	Reis statt Pommes frites
Als Nachtisch:	Obstsalat mit Jogurt-Vanille-Creme statt Schokoladencreme
Als Imbiss:	Putenwurst und Vollkornbrot statt Salami und Semmel
Im Sommer:	Fruchteis statt Nusseis
Gegen Durst:	Mineralwasser statt Limonade
Auf dem Brot:	Kräuterquark und Radieschen statt Butter und Schinkenspeck
Zum Kaffee:	Obstkuchen statt Sachertorte mit Schlagsahne
Beim Fernsehen:	Karottenstreifen und Apfelviertel statt Kartoffelchips und Salzstangen
Für unterwegs:	Banane statt Leberkässemmel
In der Kantine:	Risotto und Salat statt Zürcher Geschnetzeltes mit Rösti

Tipps für Ihren schlanken Alltag

Essen Sie fünfmal am Tag eine kleine Portion, damit Sie sich nie ausgehungert auf das Essen stürzen müssen und zu viel verschlingen. Ganz falsch ist es, wenn Sie den ganzen Tag kaum etwas zu sich nehmen und am Abend dann im Übermaß alles nachholen wollen.

Vorsicht: Traditionelle Süßspeisen wie Omelettes oder Crêpes saugen sich leicht mit Fett voll und liefern dadurch überflüssige Kalorien.

✳ Bemühen Sie sich um die Einhaltung fester Essenszeiten.

✳ Essen Sie nur im Sitzen, nicht zwischen Tür und Angel und auch nie in Eile.

✳ Essen und kauen Sie langsam. Nur so können Sie Ihr natürliches Sättigungsgefühl wahrnehmen. Wenn Sie das Essen schnell in sich hineinschlingen, hat der Magen keine Chance zu melden, wenn er satt ist.

✳ Essen Sie nie aus Langeweile.

✳ Essen Sie nicht vor dem Fernseher oder beim Lesen. Sie essen sonst so ganz nebenbei mehr, als Sie wollen.

✳ Fragen Sie im Restaurant, ob Sie eine kleine Portion bekommen können. Ganze Portionen sind meistens zu groß und zu schwer.

✳ Hören Sie auf zu essen, wenn Sie satt sind. Lassen Sie ruhig etwas übrig, auch wenn Sie das als Kind nie durften.

✳ Essen Sie nur, was Ihnen schmeckt. Verzehren Sie nichts aus Höflichkeit oder Rücksichtnahme.

✳ Unterdrücken Sie nicht die Lust auf Süßes. Essen Sie aber statt fetter Süßigkeiten mit viel Zucker leichte fruchtige Süßspeisen wie Fruchtjogurt, Quarkcremes oder vollreife Früchte. Essen Sie öfter die Süßspeisen aus Stufe 2 (siehe Seite 124–130).

✳ Haben Sie kein schlechtes Gewissen, wenn Sie ab und zu ein Stück Sahnetorte oder Schokolade essen. Wenn Sie sich grundsätzlich schlankheitsbewusst ernähren, ist eine kleine Sünde zwischendurch keine Katastrophe.

Schlank werden zu wollen bedeutet nicht, auf alles verzichten zu müssen. Eine bewusste Auswahl der Lebensmittel genügt meist schon.

Obst, Gemüse und Reis garantieren eine ausgewogene Ernährung.

✳ Kochen Sie regelmäßig die Rezepte der Stufe 2, die Ihnen besonders gut schmecken. Wenn Sie größere Portionen essen wollen, vergrößern Sie einfach den Gemüseanteil, verändern die Fettmenge aber nicht.

✳ Legen Sie sich keine großen Vorräte mit Süßigkeiten, Chips oder Limonaden an. Was Sie nicht zu Hause haben, können Sie auch nicht essen!

✳ Essen Sie nicht unkontrolliert, wenn Sie traurig oder deprimiert sind. Rufen Sie lieber gute Freunde an und schütten Sie denen Ihr Herz aus.

✳ Trinken Sie möglichst keine hochprozentigen alkoholischen Getränke. Mit Bier und Wein sollten Sie auch äußerst sparsam umgehen.

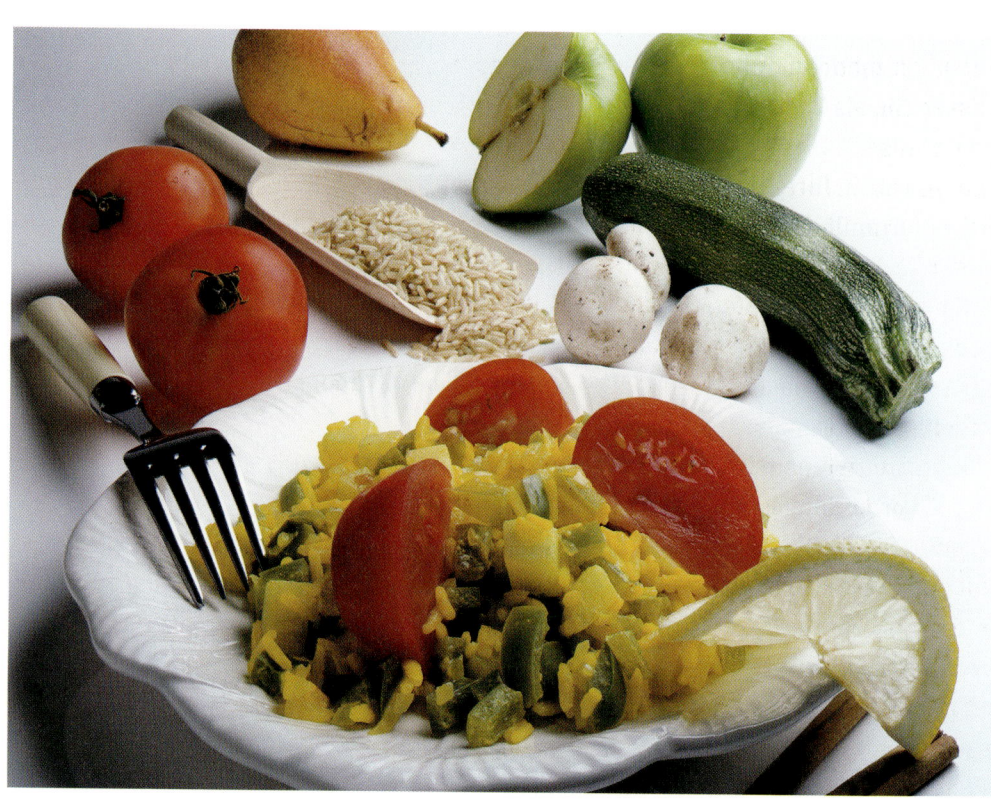

GESUND ESSEN UND SCHLANK BLEIBEN

Mit einer ausgewogenen, fettarmen Ernährung verbessern Sie nicht nur Ihr Aussehen, sondern Sie machen auch eine gute Figur. Sie schützen sich außerdem vor den so genannten Zivilisationskrankheiten, denn Sie beugen Krebs, einem zu hohen Cholesterinspiegel, Bluthochdruck, Herzinfarkt, Diabetes, Rheuma, Arthritis und Nierenerkrankungen vor. Darüber hinaus fördert eine bewusste, gesunde Ernährung Ihre Konzentrations- und Leistungsfähigkeit.

✳ Essen Sie vor dem Hauptgericht eine leichte Gemüsesuppe oder einen Salat, dann sind Sie beim kalorienreichen Hauptgang nicht mehr so hungrig und essen automatisch weniger.

✳ Essen Sie als Zwischenmahlzeit oft fein geschnittenes Obst und Gemüse.

✳ Lassen Sie in Ihrer Wohnung oder bei der Arbeit keine Süßigkeiten herumliegen. Stellen Sie sich lieber frisches Obst in Griffweite. Im Sommer sollten es Pfirsiche, Aprikosen und Beeren sein, im Winter Äpfel, Orangen und Bananen.

✳ Gehen Sie nicht mit leerem Magen zum Einkaufen, damit Sie nicht mehr mit nach Hause bringen, als Sie ursprünglich wollten.

✳ Wenn Sie zu einem besonderen Essen eingeladen sind, trinken Sie vorher langsam ein großes Glas Wasser.

✳ Setzen Sie Ihr Sportprogramm fort.

✳ Nutzen Sie jede Gelegenheit für körperliche Bewegung. Gehen Sie die Treppen, statt mit dem Aufzug zu fahren, legen Sie kurze Strecken mit dem Fahrrad statt mit dem Auto zurück, und gehen Sie lieber zum Tanzen, statt sich vor den Fernseher zu setzen.

✳ Vergessen Sie nie: »Schlank« essen kann man lernen!

Zu einem vernünftigen Essverhalten zählt auch das bewusste Essen, denn nur allzu oft lässt man sich von Kummer, Langeweile oder Höflichkeit zu einer überflüssigen Nahrungsaufnahme verleiten.

Impressum

© 1997 Weltbild Verlag GmbH
3., korrigierte Auflage 1998
Alle Rechte vorbehalten

Redaktion: Martina Held / Stefan Kraft
Bildredaktion: Miriam Zöller
Umschlag: Stefan Weber
Layout: Christine Paxmann, München
DTP-Produktion: AVAK Publikationsdesign, München
Druck und Bindung: Offizin Andersen Nexö, Grafischer Großbetrieb, Leipzig

Gedruckt auf chlorfrei gebleichtem Papier

Printed in Germany

ISBN 3-89604-735-3

Über die Autorin

Claudia Köst, aufgewachsen in Andalusien, Pädagogin und Ernährungsexpertin, verheiratet mit einem Arzt, Mutter von zwei Töchtern, lebt in einem Dorf in Süddeutschland. Claudia Köst, begeisterte Köchin, entwickelte, weil ständig mit den Abnehmversuchen ihrer Freundinnen konfrontiert, die neue Reisdiät. Sie weiß, dass eine Diät nur dann erfolgreich sein kann, wenn man nicht ständig vom Hunger gequält wird und das schlankmachende Essen köstlich schmeckt.

Haftungsausschluss

Die Inhalte dieses Buches sind sorgfältig recherchiert und erarbeitet worden. Dennoch können weder Autoren noch Verlag für alle Angaben im Buch eine Haftung übernehmen.

Bildnachweis

Foto Traudel Bühler, Augsburg: 23, 122, 134, 139, 151; FOOD Archiv, München: 2, 88, 91, 94, 95, 99, 102, 108, 109, 156; Jens Kron, Augsburg: 4, 28, 36, 41, 47, 50, 61, 82, 101, 116, 126, 138; MEV Verlag GmbH, Augsburg: 17, 18, 24, 26, 49, 65, 68, 71, 73, 136, 137, 144, 148; PhotoPress Bildagentur GmbH, Stockdorf/München: 10 (Rogler), 21 (Gerhard), 44 (Kiepke), 46 (Hapf), 83 (Hapf), 107 (Hapf), 132 (Kuh), 141 (Hapf); Weltbild Verlag GmbH, Augsburg: 130; StockFood Bildagentur, München: 93; ZEFA Zentrale Farbbildagentur GmbH, Frankfurt: 7 (The missing picture), 14 (C. Voigt), 30 (Wartenberg), 39 (The missing picture), 70 (Krecichwost), 79 (Wartenberg), 85 (Wartenberg), 103 (Rosenfeld), 121 (Hackenberg); Fotografie Manfred Dilling, Eurasburg: Titelbild und 9, 67, 86

Literatur

Angerstein, Joachim H.: Die Essig-Hausapotheke. Weltbild Verlag. Augsburg 1997

Carper, Jean: Nahrung ist die beste Medizin. Econ Verlag. Düsseldorf 1989

Daiber, Claudia: Essen, das glücklich macht. Weltbild Verlag. Augsburg 1997

Köhnlechner, Manfred: Die Managerdiät. Fit ohne fasten. Rowohlt Taschenbuch Verlag. Reinbek bei Hamburg o.J.

Kusztrich, Imre: Die neue superleichte Kartoffel-Diät. Bechtermünz Verlag, Augsburg 1997

Moscovitz, Judy: Die Reisdiät. Die amerikanische Erfolgsmethode zum schnellen Abnehmen. Bechtermünz Verlag. Augsburg 1997

Oberbeil, Klaus: Fit durch gesunde Ernährung. Südwest Verlag. München 1996

Wanger, Dr. med. Christian: Bewußte Ernährung – leicht gemacht. Herder Verlag. Freiburg 1990

Register